副鼻腔炎
診療の手引き

編集
日本鼻科学会

金原出版株式会社

日本鼻科学会 副鼻腔炎診療の手引き作成委員会

顧　問	馬場	駿吉
	夜陣	紘治
	古川	仭
委員長	洲崎	春海
委　員	市村	恵一
	川内	秀之
	黒野	祐一
	竹中	洋
	馬場	廣太郎
	春名	眞一
	間島	雄一
	森山	寛
	山中	昇

序

　本書は，2003年に夜陣紘治元日本鼻科学会理事長の指導のもとに作成委員会が組織され，古川　仭前理事長の時に作成作業が引き継がれて慎重に検討され，その結果を副鼻腔炎診療の手引きとしてまとめて上梓したものである。本手引きの内容構成は，定義，疫学，成因と病態，検査，診断，治療，鼻茸，合併症，解剖用語からなっており，耳鼻咽喉科医を対象として作成されているが，幅広く臨床に使用できるように配慮されている。

　基本的に診療指針はEvidence-based Medicine（EBM）に基づいて作成されることが望ましいが，わが国における副鼻腔炎診療に関する論文は，ランダム化比較試験や二重盲検試験などの文献評価上のエビデンス・レベルが高いものは一般に少ない。また，副鼻腔炎は欧米と日本とでは臨床面でかなり異なるため，欧米の論文ばかりを重視すると日本の副鼻腔炎診療の現状にはそぐわないものとなる。本書の作成にあたり最も苦慮した点は，EBMを志向した文献に基づく作成方法の取り扱いである。

　作成委員会ではこの点を十分に協議した結果，EBMは考慮するが，必ずしも文献評価上のEBMにとらわれることなく，日本の副鼻腔炎診療の手引きであることを念頭に置いて，論文の内容をよく検討して現時点での日本の臨床の現状に即したものを採用して作成した。

　以上の基本方針に則って作成された本手引きは，あくまでも副鼻腔炎診療上の参考となることを目的に作成されたものであり，これによって副鼻腔炎診療の均一化を強制するものではなく，また個々の診療方法を規制するものでもない。本書を副鼻腔炎診療の日常臨床の手引きとして広く活用していただければ幸いである。

2007年8月

日本鼻科学会理事長

洲　崎　春　海

目　次

序 ··· 3

第1章■定　義 ··· 11
1．副鼻腔炎の定義 ·· 11
2．分類 ··· 11
 2-1．罹病期間による副鼻腔炎の分類 ··· 11
 2-2．年齢による副鼻腔炎の分類 ·· 12
 2-3．特殊型 ·· 12

第2章■疫　学 ·· 13

第3章■成因と病態 ··· 17
Ⅰ 成因 ··· 17
 1．感染的要因 ··· 17
  1-1．ウイルス・細菌感染 ·· 17
  1-2．真菌感染，乾酪性副鼻腔炎，副鼻腔真菌症 ···························· 17
 2．局所解剖学的要因 ··· 18
  2-1．中鼻道自然口ルート ·· 18
  2-2．粘膜防御機能 ··· 18
  2-3．副鼻腔骨リモデリング ··· 18
 3．アレルギー要因 ··· 18
 4．生活環境的要因 ··· 19
 5．遺伝的要因 ··· 19
Ⅱ 病態 ··· 19
 1．発症機序 ·· 19
 2．下気道疾患との関連性 ··· 20
  2-1．副鼻腔気管支症候群 ·· 20
  2-2．気管支喘息合併例 ·· 21

第4章■検　査 ·· 23
Ⅰ 副鼻腔炎の臨床スコアリング ·· 23
Ⅱ 画像検査 ·· 24
 1．単純X線撮影検査 ·· 24
 2．回転式パノラマ撮影検査 ··· 26
 3．CT検査 ·· 26

| 4．MRI検査 | 27 |

Ⅲ 細菌検査 ･･ 27
 1．急性副鼻腔炎 ･･ 28
 2．慢性副鼻腔炎 ･･ 28
 3．小児における急性副鼻腔炎 ･･･ 29
 4．本邦における急性副鼻腔炎の起炎菌とその薬剤耐性化の現状 ････････････････････････ 30
  4-1．起炎菌 ･･ 30
  4-2．薬剤感受性 ･･ 30
  4-3．ウイルス検査 ･･･ 31

Ⅳ 鼻汁塗抹検査 ･･ 33
Ⅴ 鼻腔通気度検査 ･･ 33
Ⅵ 嗅覚検査 ･･ 34
 1．視診 ･･･ 34
 2．画像診断 ･･ 34
 3．嗅覚検査 ･･･ 34
  3-1．基準嗅力検査 ･･･ 34
  3-2．噴射式基準嗅力検査 ･･ 34
  3-3．静脈性嗅覚検査 ･･･ 35
  3-4．スティック型嗅覚検査 ･･ 35
  3-5．解釈と適用 ･･･ 35

Ⅶ 粘液線毛機能検査 ･･･ 35
 1．サッカリンテスト ･･･ 35
 2．線毛運動の検査 ･･･ 36

第5章■診　断 ･･･ 37

Ⅰ 急性副鼻腔炎 ･･ 37
 1．臨床症状 ･･ 37
 2．局所所見 ･･ 37
 3．画像診断 ･･ 38
 4．細菌検査，細胞診 ･･ 38
 5．鑑別すべき疾患と鑑別のポイント ･･･ 38

Ⅱ 歯性上顎洞炎 ･･ 38
 1．臨床症状 ･･ 38
 2．局所所見，画像検査，細菌検査 ･･ 39

Ⅲ 新生児・乳幼児上顎骨骨髄炎 ･･ 39
 1．臨床症状 ･･ 39
 2．診断 ･･･ 39

- Ⅳ 慢性副鼻腔炎 ··· 39
  - 1．臨床症状 ··· 40
  - 2．鼻鏡検査，内視鏡検査 ··· 40
  - 3．画像検査 ··· 40
  - 4．上顎洞穿刺検査 ·· 41
  - 5．細菌検査 ··· 41
  - 6．その他 ·· 41
  - 7．病理組織像 ·· 41
    - 7-1．浮腫型 ·· 41
    - 7-2．浸潤型（肉芽型） ··· 41
    - 7-3．線維型 ·· 42
    - 7-4．混合型 ·· 42
  - 8．鑑別診断すべき疾患と鑑別のポイント ······················· 42

第6章■治　療 ··· 43
総論 ··· 43
  - 1．薬物療法 ··· 43
  - 2．処置・局所療法 ·· 44
  - 3．手術療法 ··· 44
各論 ··· 45
- Ⅰ 薬物療法 ··· 45
  - 1．抗菌薬 ·· 45
    - 1-1．抗菌薬の正しい選択と使用法 ··························· 45
    - 1-2．急性副鼻腔炎の抗菌薬治療 ······························ 46
  - 2．マクロライド療法 ··· 49
    - 2-1．治療法導入の経緯 ·· 49
    - 2-2．臨床効果 ·· 49
    - 2-3．作用機序 ·· 49
    - 2-4．慢性副鼻腔炎に対するマクロライド療法の要点 ···· 50
    - 2-5．副作用 ·· 51
  - 3．気道疾患治療薬（気道粘液調整薬，気道粘液溶解薬） ···· 51
  - 4．消炎酵素薬 ·· 52
  - 5．抗アレルギー薬 ·· 52
  - 6．副腎皮質ステロイド薬 ··· 52
  - 7．漢方薬 ·· 53
- Ⅱ 処置と局所療法 ··· 55
  - 1．鼻・副鼻腔の機能解剖とその特徴 ····························· 55
  - 2．処置と局所療法の重要性 ·· 55

3．処置の実際 ·· 56
　　　　　3-1．鼻処置 ·· 56
　　　　　3-2．副鼻腔自然口開大処置 ·· 56
　　　　　3-3．上顎洞穿刺・洗浄 ··· 56
　　　　　3-4．ネブライザー療法 ··· 56
　　　　　3-5．塩酸セフメノキシム耳鼻科用の副作用に関する注意書き ················ 57
　Ⅲ 手術療法 ··· 58
　　　1．内視鏡下副鼻腔手術（endoscopic sinus surgery；ESS） ····························· 58
　　　2．副鼻腔根本手術 ·· 60
　　　　　2-1．上顎洞根本手術 ··· 60
　　　　　2-2．鼻外篩骨洞手術 ··· 60
　　　　　2-3．鼻外前頭洞手術 ··· 60

第7章■鼻　茸 ·· 61
　Ⅰ 疾患別発生頻度 ··· 61
　Ⅱ 成因 ··· 61
　Ⅲ 組織学的特徴 ·· 62
　Ⅳ 分類 ··· 62
　Ⅴ 病期分類 ··· 62
　Ⅵ 薬物療法 ··· 63
　　　1．副腎皮質ステロイド薬 ··· 63
　　　2．14員環マクロライド ·· 63
　　　3．ロイコトリエン受容体拮抗薬 ·· 63
　　　4．その他 ·· 63
　Ⅶ 手術的治療 ··· 64
　Ⅷ 上顎洞性後鼻孔鼻茸 ·· 64

第8章■合併症 ·· 66
　Ⅰ 眼窩内合併症 ·· 66
　　　1．副鼻腔と眼窩との解剖学的関係 ·· 66
　　　2．眼窩内合併症の症状 ·· 66
　　　3．眼窩内合併症の病態 ·· 66
　　　　　3-1．眼窩内感染症 ·· 66
　　　　　3-2．副鼻腔嚢胞 ·· 68
　Ⅱ 頭蓋内合併症 ·· 69
　　　1．頻度 ·· 69
　　　2．感染経路 ·· 69
　　　3．頭蓋内合併症の種類 ·· 70

4．症状 ·· 70
　　5．診断 ·· 70
　　6．治療 ·· 70
　　　　6-1．抗菌薬の投与 ··· 70
　　　　6-2．外科的治療 ·· 71
　　7．予後 ·· 71
Ⅲ 嗅覚障害 ·· 71
　　1．慢性副鼻腔炎における嗅覚障害の種類と病態 ··· 71
　　2．慢性副鼻腔炎による嗅覚障害の治療 ·· 72
　　　　2-1．保存的治療 ·· 72
　　　　2-2．手術的治療 ·· 72
　　　　2-3．術後療法 ··· 73

第9章■解剖用語 ·· 75
Ⅰ 副鼻腔 paranasal sinuses ··· 76
Ⅱ 鼻腔 nasal cavity ··· 78
Ⅲ 神経 ·· 82
Ⅳ 血管 ·· 82
Ⅴ 涙嚢 lacrimal sac ··· 83
Ⅵ 海綿静脈洞 cavernous sinus ·· 83
Ⅶ 眼窩 orbit ··· 83

索引 ··· 85

第1章 定　義

1. 副鼻腔炎の定義

　副鼻腔炎とは，副鼻腔の炎症により，鼻閉，鼻漏，後鼻漏，咳嗽といった呼吸器症状を呈する疾患で，頭痛，頬部痛や嗅覚障害などを伴う疾患である。鼻内所見では，膿性，粘膿性または粘性の鼻汁や鼻粘膜腫脹，また鼻茸を認める例も多い。画像検査により副鼻腔に異常陰影を認める。鼻腔のアレルギー性炎症に伴う副鼻腔炎も存在する。

　［副鼻腔炎の多くは，鼻炎に引き続き生じるので，欧米では副鼻腔炎sinusitisよりも鼻副鼻腔炎rhinosinusitisの用語のほうが適切であるとの考えがある。しかしながら，副鼻腔炎のなかには歯性上顎洞炎などのように鼻腔を経由しない感染経路もあり，また鼻炎症例で副鼻腔に炎症がない例も多い。本手引きでは，現時点ではわが国で従来から用いられている副鼻腔炎の病名を採用することとする。］

2. 分類

2-1. 罹病期間による副鼻腔炎の分類

　発症後1か月以内に症状が消失するものを急性副鼻腔炎とし，感染が主因と考えられ，鼻汁は膿性であることが多く，頬部痛や発熱といった急性炎症症状を伴うものを急性副鼻腔炎とする。
　3か月以上鼻閉，鼻漏，後鼻漏，咳嗽といった呼吸器症状が持続するものを慢性副鼻腔炎とする。慢性副鼻腔炎では，副鼻腔粘膜および中鼻道自然口ルートに，治癒し難い形態的および機能的な障害を生じていることが多い。鼻茸を認める例も多い。ときに再感染により，急性増悪を起こす。
　罹病期間が1～3か月の症例は，急性炎症症状やその反復回数，および鼻内所見によって，急性あるいは慢性に分類される。

　［FDA（米食品医薬品局）は，副鼻腔炎症状が4週間未満で消失し，その間に単純X線検査で副鼻腔の混濁を認めるか，あるいは粘膜の厚さが6mm以上である場合，急性と診断することを提唱している。1年あたりの反復回数に関しては，意見の一致は見られていないが，おおむね4回以下とする意見が多い。
　FDAは症候が12週間より長く続く場合を"慢性"と定義している。さらに成人において副鼻腔炎の急性症状が10日以上持続し，さらにこの病態が1年に3～4回以上あれば"慢性"と考える。一方，小児においては6回以上反復する場合に"慢性"と考える。
　副鼻腔炎の病態において，罹病期間が4週以上12週未満の場合にどのように考えるかは議論が多く，"亜急性"と定義されることもあるが，一定の病理組織学的な所見の無いことも含めて，現在のところ意見の一致はない。］

2-2. 年齢による副鼻腔炎の分類

15歳以下（いわゆる小児）の副鼻腔炎は，成人の副鼻腔炎とは病態および治癒過程に違いが見られることが多い。患者自身の訴えが乏しいこと，アデノイドや扁桃肥大などの上気道狭窄の関与にも注意を要する。一般に幼小児は副鼻腔炎に罹患しやすいが，治療によく反応する。

2-3. 特殊型

1) 真菌の感染が原因となる副鼻腔炎
2) 齲歯などが原因となる歯性上顎洞炎
3) 気圧の変動が原因となる航空性副鼻腔炎
4) 新生児および乳幼児期において，ときとして上顎骨骨髄にまで進展する急性炎症を呈する新生児・乳幼児上顎骨骨髄炎
5) 副鼻腔粘膜に多数の好酸球が認められるいわゆる難治性の慢性副鼻腔炎
6) 副鼻腔気管支症候群における慢性副鼻腔炎

第2章■疫　学

　わが国における副鼻腔炎は，1960年代までは非常に有病率の高い疾患であるとされたが，1970年代からはアレルギー性鼻炎の増加と呼応するように減少したと考えられている．その要因としては，①生活環境の改善，②食生活の改善，③衛生思想の普及，④学童検診の普及，⑤治療法，受診機会など医療環境の改善などを指摘するのが一般的である．しかしながら，正確な疫学調査によって，この事実を証明するのは困難であるのが実情で，明確に統一された基準による経時的な全国調査は行われていない．したがって，地域，対象年齢，年代，方法論の異なる別々の調査結果をつなぎ合わせるか，学校保健や厚生労働省で行われる傷病調査の結果から推計せざるを得ない．

　小児における疫学調査については，夜陣ら[1)2)]が宿題報告等で集計したものが，実情を反映しているものと考えられる（表1）．この「まとめ」によると，近年郡部での有病率の減少と軽症化が目立ち，郡部と都市部の差がなくなったことを指摘しており，小児の有病率はおおむね3～4%であるとしている．

　文部科学省の学校保健統計調査報告書[3)]でも，1970年代から減少傾向を示す結果であり，中学生・高校生で顕著である．一方，小学生では1980年代から減少はみられず，一定の有病率を呈している（図1）．しかし，平成6年12月に学校保健法施行規則が改定され，以後健康診断の結果を知ることができない．そこで日本耳鼻咽喉科学会・学校保健委員会では，平成12年から平成16年まで，全国16市町～19市町の小学校・中学校において定点調査を行っている[4)]．判定基準を定めた所見名として年度ごと，学年ごとに集計された報告には，他の疾患とともに副鼻腔炎についても示されている．小学校全学年・中学校全学年の，副鼻腔炎所見比率の年次推移（図2）および学年別副鼻腔炎所見比率（図3）をみると，年次推移では大きな変動はないものの，やや増加傾向にあり，学年別にみると年齢とともに減少傾向がみられる．この調査での副鼻腔炎所見比率の5年平均値は小学生

表1　小児における慢性副鼻腔炎の疫学調査（夜陣[1)]，竹野[2)]より引用）

年　度	頻　度	地　域	報告者
1956年	31.9%		平林（1956）
1957年	41%	岡山市	倉田（1957）
1953～61年	3.1～4.4%	都会：東京都	高橋・今井（1965）
	32.1～42.2%	農村：山形県	高橋・今井（1965）
1964年	57.9%	千葉県	奥田ら（1965）
1964年	39.9%	千葉県	鎌田（1968）
	19.8%	千葉県	鎌田（1968）
1970～78年	1.5～3.0%	新潟市	川名ら（1980）
1980年	10.5%	宮城県	高坂ら（1980）
1980年	4.02%	広島県	夜陣ら（1980）
1981年	3%	三重県	浜口ら（1981）
1995年	3.93%	広島県	竹野ら（1995）
2000年	4.22%	広島県	平田（2000）

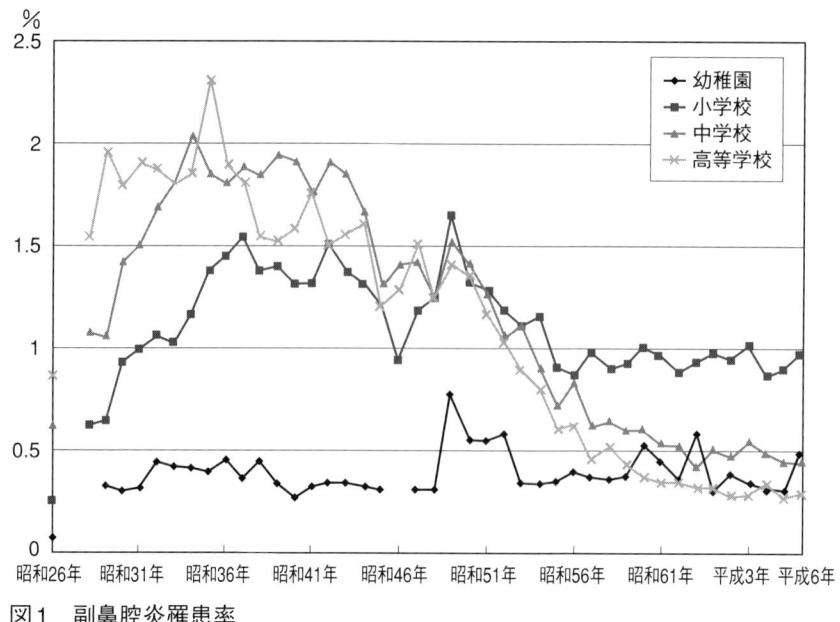

図1　副鼻腔炎罹患率
学校保健統計調査報告書(文部科学省),昭和26年(1951年)～平成6年(1994年)

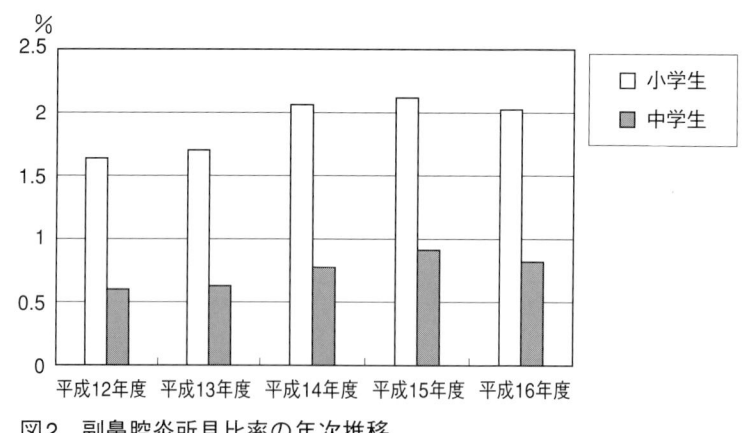

図2　副鼻腔炎所見比率の年次推移

で1.91%,中学生で0.74%であった。

　一方,成人あるいは全年代における有病率の推計は困難である。厚生労働省大臣官房統計情報部は,昭和28年(1953年)から平成14年(2002年)までの患者調査(昭和62年,1987年以後は3年おき)結果から,全国推計患者数[5]を発表している(図4)。この統計の病名には途中変更があり,昭和48年を境に鼻副鼻腔炎の病名が,慢性副鼻腔炎と急性副鼻腔炎に分けられ,昭和55年からは,鼻アレルギーが加えられた。この調査によると,慢性副鼻腔炎は減少の傾向にある一方,気管支喘息,鼻アレルギーの増加を知ることができる。この調査での平成14年の副鼻腔炎の総患者数の推定は,346,000人となっているが,これは調査日(平成14年10月8日～10日)に,継続的に医療を受けている者の推計であり,全国の医療施設を利用する患者のみを対象としており,本当の意味での有病者を示すものではない。また,この統計報告[6]では副鼻腔炎の全国外来受診率を人口10万人に対し

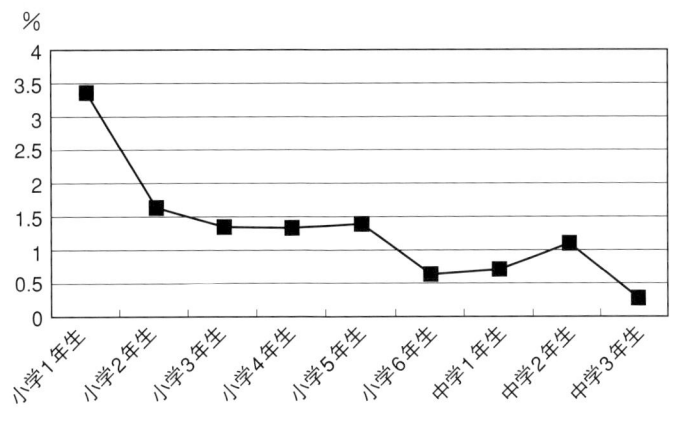

図3　学年別副鼻腔炎所見比率

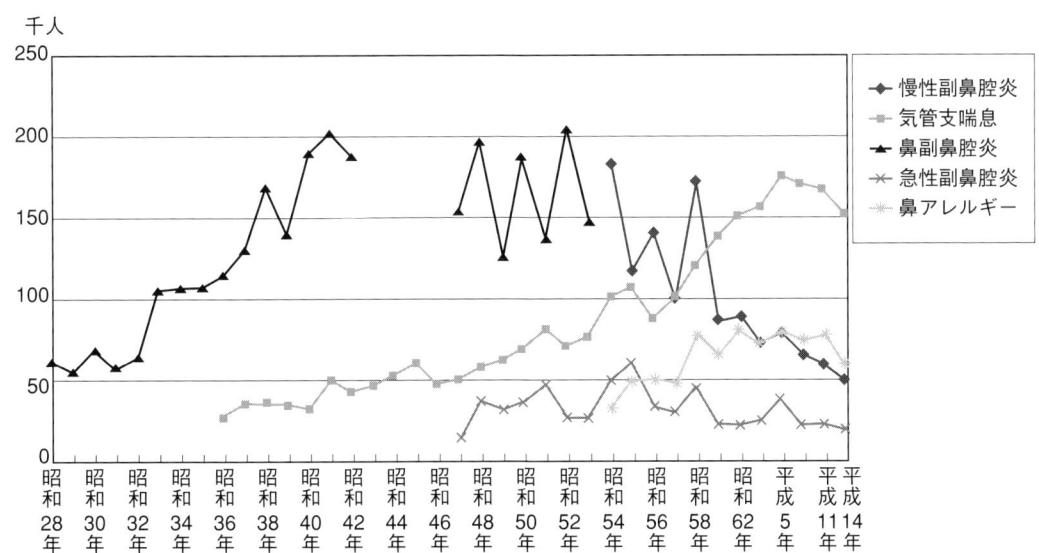

図4　全国推計患者数
患者調査（厚生労働省大臣官房統計情報部），昭和28年(1953)～平成14年(2002)
注：昭和28年～59年は毎年調査，昭和62年以降は3年ごと

54人としており，アレルギー性鼻炎の47人より多いことを示している。

　疫学調査が的確に行われていない状況からの推測ではあるが，副鼻腔炎の有病率は減少傾向にあると同時に，軽症化の傾向もみられると考えてよい。しかし，一定の有病率が維持されており，上記平成14年10月の調査ではアレルギー性鼻炎を上回るものと考えられ，また小学生の有病率減少は底をついた観があるなど，今なお重要度の高い疾患と言わねばならない。

　また，最近では過敏性やアレルギー・好酸球増多等が関与すると推測される病態による副鼻腔炎が問題とされるようになり，副鼻腔炎としてひと括りにされる病名の中にも種々の病因や病態が混在する複雑な様相を呈している。感染症の範疇にとどまらない副鼻腔炎が今後の課題となるであろうし，耳鼻咽喉科医にとって重要な疾患であり続けるものと考えられる。

■**参考文献**■

1) 夜陣紘治．慢性副鼻腔炎の病態と治療―粘膜・骨病変の観点から―．第102回日本耳鼻咽喉科学会宿題報告モノグラム，2001．
2) 竹野幸夫，他．慢性副鼻腔炎の病態の変遷とアレルギーの関与．ENTONI 17：pp1-6, 2002．
3) 文部科学省．学校保健統計調査報告書．1951〜1994．
4) 日本耳鼻咽喉科学会学校保健委員会（担当理事：夜陣紘治・福田諭）．耳鼻咽喉科健康診断の全国定点調査．日耳鼻 2005；108：823-34．
5) 厚生労働省大臣官房統計情報部．患者調査．1953〜2002．
6) 坂田　稔．平成14年患者調査（全国編）．厚生労働省大臣官房統計情報部編，財団法人厚生統計協会，2002．

第3章 ■成因と病態

Ⅰ 成因

1. 感染的要因

1-1. ウイルス・細菌感染

ウイルスおよび細菌が鼻腔から自然口を通じて副鼻腔に逆行性感染し，急性副鼻腔炎が発症する[1]。そして，その治癒の遷延化や急性炎症の反復によって慢性副鼻腔炎へと移行する。

なお，新生児および乳幼児は上顎洞の発育が未発達で骨壁が厚く血管に富んでおり，上顎骨骨髄炎として発症することがある。

全身疾患として糖尿病の合併，局所要因として歯根尖部の炎症性疾患が原因や契機となることがある。

1-2. 真菌感染，乾酪性副鼻腔炎，副鼻腔真菌症

鼻腔が広く空気の流出入量の多い側に生じやすいことから，真菌が侵入しやすい局所条件が成因として重要と考えられている。また，副鼻腔の嫌気的な環境が真菌の発育を促すとされている。上顎洞に最も発症しやすい。原因菌としては，アスペルギルスが最も多く，少数ながらカンジダやムーコルがこれにつぐ。基礎疾患の関与に関しては，糖尿病性ケトアシドーシスの際のムーコル症以外は，実際にはさほど多くない。臨床的に多彩な経過をたどり，以下のような分類が提案されている。

Horaによるアスペルギルス症の分類[2]
  non-invasive aspergillosis
  invasive aspergillosis
Bent & Kuhnの副鼻腔真菌症の分類[3]
  acute/fluminant (invasive)
  chronic/indolent (invasive)
  mycetoma
  allergic fungal sinusitis

2．局所解剖学的要因

2-1．中鼻道自然口ルート：ostiomeatal complex[4]

中鼻道自然口ルートには上顎洞，前頭洞，前篩骨蜂巣が開口しており，その形態異常や病変がこれらの副鼻腔の換気や粘液排泄機能を障害する。中鼻甲介の気胞化による肥大，篩骨胞の肥大，中鼻甲介の弯曲，鉤状突起の突出などがあると，副鼻腔自然口の狭窄や閉鎖が生じやすい。

2-2．粘膜防御機能

2-2-a．気道液の産生分泌と粘液線毛系

鼻腔，副鼻腔などの気道粘膜を覆う粘液線毛系は気道防御にとって大変重要な機能である。機械的な異物運搬機能に加えて，粘液層には蛋白分解酵素や免疫グロブリン，分泌細胞で産生されるムチンと呼ばれる粘液糖蛋白など，多彩な生理活性をもった物質が含まれており，幾重にもはりめぐらされたバリアーといえる。最近，これらムチンなどの粘液成分，そして粘膜上皮細胞が行う水とイオンの輸送機能は，「気道液」という概念で扱われるようになっている[5)6]。

2-2-b．粘膜免疫機構

粘液に含まれる免疫グロブリン（分泌型IgA）は，上気道から侵入する細菌などの微生物を凝集，中和して粘液線毛系により胃に送り込んで殺菌するという防御機能がある。この粘膜免疫機構を利用して，抗原特異的粘膜免疫の賦活，誘導を行い，ワクチン療法として感染予防を行うことが試みられている[7)8]。

2-3．副鼻腔骨リモデリング

副鼻腔炎の慢性化には粘膜の病態ととともに，骨の病態も重要な因子である。副鼻腔粘膜面の骨膜下には緻密層があり，その表面には，骨芽細胞，骨細胞，破骨細胞が分布し，骨吸収と骨形成を繰り返して骨リモデリングが行われている[9]。

3．アレルギー要因

アレルギー性鼻炎患者では，感染の合併を疑わせる所見がないにもかかわらず，画像検査で副鼻腔に陰影を認めることがある。副鼻腔に侵入沈着した抗原に対するアレルギー反応によって生じると考えられているが[10)11]，その直接的な証左はない。その他，固有鼻腔における高度のⅠ型アレルギー反応によって自然口の閉鎖が生じることや，固有鼻腔のⅠ型アレルギー性炎症の副鼻腔への波及などもその発症機序として推測されている[12]。多くは軽症で，水様性あるいは粘液性の鼻汁を特徴とし，感染性の副鼻腔炎にみられる膿性や粘膿性の鼻汁を伴うことはない。

Ⅰ型以外に，Ⅲ型，Ⅳ型のアレルギーも要因のひとつと考えられている[13]。

4. 生活環境的要因

経済発展や近代化といった社会的あるいは環境的要因も関与する[14]。
- 動物性蛋白質や脂肪摂取量の増加に伴う栄養の向上
- 抗菌薬，抗炎症薬，アレルギー治療薬の開発
- 衛生環境と保険医療システムの改善
- 大気や水の汚染

などが挙げられる。

これらは，アレルギーの発症要因や薬剤耐性菌の増加を複合的に助長し，副鼻腔炎の成因に関与すると考えられている。

5. 遺伝的要因

1) 慢性副鼻腔炎の原因として遺伝的要因は確立されていない。松尾，浅輪の報告では[15]，小児慢性副鼻腔炎患者40例中両親の一方または両方が副鼻腔炎であったのは30例(75%)であったが，健常者25例のうち親が副鼻腔炎であったのは4例(16%)にすぎなかった。また，両親の一方が副鼻腔炎の場合，その子供への副鼻腔炎の出現率は60.2%，両親がともに副鼻腔炎の場合はその子供への出現率は82.6%であった。この報告は，本症の発症における遺伝的要素の存在を示唆している。また，アジア人に特有なHLA-B54の慢性副鼻腔炎への関与は，これを肯定する報告[16]と否定する報告[17]がある。HLA-B54は，アメリカンインディアンとユダヤ人を除くモンゴリアンのみが保有する遺伝子であり，日本人の10数パーセントが保有する。

2) 副鼻腔気管支症候群は，HLA-B54との相関が強い。特に，びまん性汎細気管支炎では50～60%が保有するといわれている[18]。

3) 嚢胞性線維症(cystic fibrosis)は[19]，白人に好発する常染色体劣性遺伝疾患であり，難治性下気道感染症とともに，消化器病変と慢性副鼻腔炎の合併頻度が極めて高い。しかし，日本などの東洋人には極めて稀とされている。

II 病態

1. 発症機序

慢性副鼻腔炎の多くは急性副鼻腔炎から移行するが，慢性化の過程ではいくつもの要因が複雑に関与して個々の病態を呈する(図5)。

感染やアレルギー性炎症を引き起こす病原微生物やアレルゲンの侵入，中鼻道自然口ルートを規定する局所解剖学的要因，遺伝や素因などの内的要因と栄養状態や住環境などの外的要因により直接的あるいは間接的に副鼻腔粘膜の炎症が引き起こされる。これによって副鼻腔粘膜の分泌機能亢進や組織障害が生じるとともに，副鼻腔自然口の閉塞とそれによる排泄・換気障害が生じる。分泌液の量的および質的変化は副鼻腔貯留液の排泄障害に拍車をかける。貯留液中の細菌菌体成分や免

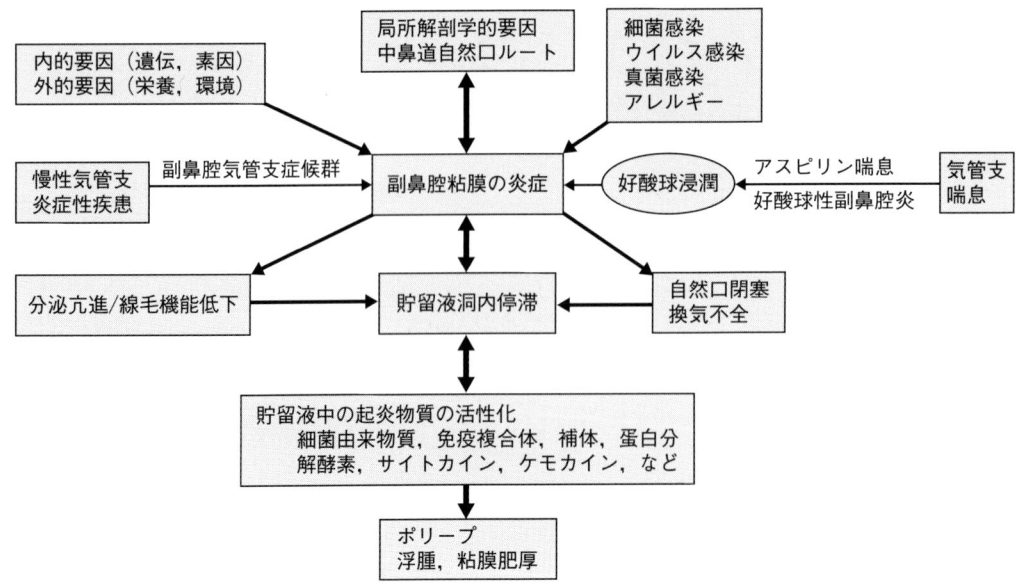

図5 慢性副鼻腔炎の病態

疫複合体は，補体系や炎症性サイトカインのネットワークを活性化して炎症が慢性化する。また，ケモカインは炎症部位への種々の白血球の浸潤を誘導する[5)9)]。

以上のように炎症が遷延化する過程で，慢性副鼻腔炎の浮腫型，肉芽型，あるいは線維型の病理組織学的変化，さらには鼻茸が形成される。慢性副鼻腔炎における副鼻腔粘膜の病型分類にはManasseの分類[20)]がある。

Manasseの副鼻腔粘膜病型分類[20)]
　　浮腫型
　　浸潤型（肉芽型）
　　線維型
　　混合型

2．下気道疾患との関連性

2-1．副鼻腔気管支症候群

慢性副鼻腔炎に非特異的慢性気管支炎症性疾患（慢性気管支炎，気管支拡張症，びまん性汎細気管支炎）を合併したものと定義されている。その病態については，以下のごとく諸説がある[21)]。

a) 下行説：副鼻腔炎から下降性に気管支炎が発症する。膿汁吸引説など。
b) 上行説：咳による強力な圧力で分泌物（痰）を運び出すことによって上行性に炎症が波及する。
c) 同時発生説：体質や遺伝素因が関与し，以下のような病態が推測されている。
　(1) 先天的な線毛の機能異常によって気道のクリアランス機構が障害された原発性線毛運動不全症 primary ciliary dyskinesia（Kartagener症候群[22)]および immotile cilia syndromeも

含まれる)。

(2) 気道上皮細胞のイオン輸送(Cl⁻チャンネル)が障害された分泌異常(嚢胞性線維症など)。

2-2. 気管支喘息合併例

鼻茸，中鼻甲介，副鼻腔粘膜に著明な好酸球浸潤を呈し，本邦では好酸球性副鼻腔炎と呼ばれることもある。好酸球浸潤の機序やその作用についてはいまだ不明である。多くが非アトピー型喘息やアスピリン不耐症を合併することから，Ⅰ型アレルギー以外の機序によると考えられている。IL-3，IL-5，GM-CSFが粘膜局所への好酸球の動員や分化増殖，活性化を誘導し，好酸球由来のMBP(major basic protein)やECP(eosinophilic cationic protein)などの組織傷害性顆粒蛋白が粘膜局所での炎症性メディエータの放出や直接的な組織傷害を起こし，難治性の炎症所見を呈すると考えられている[23)24)]。

■参考文献■

1) 間島雄一．副鼻腔炎．CLIENT 21 Vol. 12　夜陣紘治(編)，pp290-297，中山書店(東京)，2000.
2) Hora JF. Primary Aspergillosis of the paranasal sinuses and associated area. Laryngoscope 1965 ; 75 : 768-73.
3) Bent JP, et al. Diagnosis of allergic fungal sinusitis. Otolaryngology Head and Neck Surg. 1994 ; 111 : 580-8.
4) Stammberger HR, et al. Paranasal sinuses : anatomic terminology and nomenclature. Ann Otol Rhinol Laryngol 1995 ; 104, suppl. 167 : 7-16.
5) 大山　勝．上気道粘膜の病態生化学 ―診断と治療への結びつき―　斯文堂(株)(鹿児島)，1984.
6) 坂倉康夫．上気道液の生理と病態　(株)協和企画通信(東京)，1989.
7) Kurono Y, et al. Secretory IgA and serum type IgA in nasal secretion and antibody activity against the M protein. Ann Otol Rhinol Laryngol 1987 ; 96 : 419-24.
8) 黒野祐一．上気道粘膜の誘導機序　耳鼻免疫アレルギー　2004 ; 22 : 1-5.
9) 夜陣紘治．慢性副鼻腔炎の病態と治療―粘膜・骨病変の視点から―　(株)ニシキプリント(広島)，2001.
10) 奥田　稔．慢性副鼻腔炎とアレルギー　耳展　1966 ; 補4 : 382-9.
11) 鮫島靖浩．アレルギー性副鼻腔炎の特異性とその診断．第42回日本アレルギー学会イブニングシンポジウム記録集，pp37-53，協和発酵工業(株)，1993.
12) 黒野祐一，他．アレルギー性副鼻腔炎の概念と発症機序　ENTONI Vol. 17，洲崎春海(編)，pp7-12，全日本出版会(東京)，2002.
13) 石川　哮．副鼻腔炎と免疫・アレルギー　大山　勝(編)，耳鼻咽喉科・頭頸部外科MOOK Vol. 1，副鼻腔炎，pp17-22，南山堂(東京)，1986.
14) 夜陣紘治，他．生活環境との関係　大山　勝(編)，耳鼻咽喉科・頭頸部外科MOOK Vol. 1，副鼻腔炎，pp1-9，南山堂(東京)，1986.
15) 松尾哲夫，他．小児慢性副鼻腔炎と家族の罹患状況に就いて．日耳鼻1953 ; 56 : 289.
16) Takeuchi T, et al. Analysis of HLA antigens in Japanese patients with chronic sinusitis. Laryngoscope 1999 ; 109 : 275-8.
17) 洲崎春海，他．シンポジウムⅡ　副鼻腔気管支症候群とその周辺，臨床像―耳鼻咽喉科の立場から　日気食会報　1987 ; 38 : 181-6.
18) 洲崎春海，他．副鼻腔気管支症候群におけるHLA抗原の検討　日気食会報　1983 ; 34 : 270-7.
19) Landsteiner K, et al. Cystic fibrosis of the pancreas and its relation to celiac disease. A clinical and pathologic study. Am J Dis Child 1938 ; 56 : 344-99.

20) Manasse P. Die pathologishe Anatomie des Nebenhöhleneiterungen. Z. f. Hals-Nasen und Ohrenheilkunde. 1923；4：473-89.
21) 洲崎春海．副鼻腔気管支症候群．CLIENT 21 Vol. 12 夜陣紘治（編）pp332-344，中山書店（東京），2000．
22) Kartagener M. Zur Pathogenese der Bronchiektasien：Bronchiektasien bei Situs viscerun inversus. Beitr Klin Tuberk 1933；83：489-501.
23) 森山　寛．好酸球性副鼻腔炎．耳鼻咽喉科専門医通信　2002；70：8-9.
24) 春名眞一，他．好酸球性副鼻腔炎（Eosinophilic sinusitis）．耳展　2001；41：195-201.

第4章 検　査

　問診，鼻鏡検査（前鼻鏡検査，後鼻鏡検査）を行い，臨床症状および鼻腔粘膜に示された変化や分泌液の状態から副鼻腔炎が推察できる。副鼻腔炎の自覚症状，鼻腔内の他覚所見は，**表2**に示したスコアリングで客観的に評価するとよい。内視鏡検査，画像検査，上顎洞穿刺検査などによって確定診断が行われるが，診断とともに治療の参考にするためには，鼻汁あるいは上顎洞穿刺液の細菌学的検査やスメアによる細胞診検査も適宜行う。また，鼻腔通気度検査，嗅覚検査，アレルギー検査，粘液線毛機能検査も副鼻腔炎の病態や症状，治療の評価に関係する検査である。

I 副鼻腔炎の臨床スコアリング

　感冒やウイルス性上気道感染症の合併症としての副鼻腔炎は軽症のことが多く，原疾患の治癒に伴って軽快することが多い。一方，細菌性の急性副鼻腔炎は症状が重症化すること多いために，早期に抗菌薬による治療を必要とする。したがって，本症の予後の判定，治療選択おいて，症状や局所所見に基づいた臨床スコアリングが重要である。

　本邦では，馬場らが提唱した**表2**のスコアリングシステム[1]が頻用されており，治療効果の判定にも使われている。すなわち，**表3**に示すように症状および他覚所見スコアの推移によって「消失」から「悪化」までの4段階に分類し，各症状の推移を基に，**表4**のように自覚症状改善度および他覚所見改善度をそれぞれ判定する。さらにそれぞれの自覚症状および他覚所見の改善度から**表5**に示すように臨床効果を評価するものである。

表2

	症　状	スコア
自覚症状	鼻漏	3：高度(3+)　2：中等度(2+)　1：軽度(1+)　0：なし(-)
	後鼻漏	
	鼻閉	
	頭痛・顔面部痛	
他覚所見	発赤（鼻粘膜）	3：高度(3+)　2：中等度(2+)　1：軽度(1+)　0：なし(-)
	浮腫・腫脹（鼻粘膜）	
	鼻汁量	3：多量(3+)　2：中等量(2+)　1：少量(1+)　0：なし(-)
	後鼻漏量	3：多量(3+)　2：中等量(2+)　1：少量(1+)　0：なし(-)

表3

各症状の推移	スコアの推移
消失	3→0, 2→0, 1→0
改善	3→1, 3→2, 2→1
不変	3→3, 2→2, 1→1
悪化	2→3, 1→2, 1→3, 0→1, 0→2, 0→3

表4

改善度	判定根拠
著明改善	有症状項目の2/3以上が消失し，他の項目がすべて改善を示したもの
改　　善	有症状項目の2/3以上が消失または改善し，かつ上記の「著明改善」の規定に合わないもの ただし，有症状項目が1項目の場合は，2段階以上改善したものとする
やや改善	有症状項目の2/3未満が消失または改善したもの
不　　変	すべての項目において消失，改善を認めなかったもの

表5

他覚所見改善度＼自覚症状改善度	著明改善	改　善	やや改善	不　変
著明改善	著効	著効	有効	やや有効
改善	著効	有効	やや有効	やや有効
やや改善	有効	やや有効	やや有効	無効
不変	やや有効	やや有効	無効	無効

＊：鼻漏，後鼻漏（自覚症状）あるいは鼻汁量（他覚所見）が消失していない場合，著効と判定されても有効とする

Ⅱ 画像検査

　慢性副鼻腔炎の診断を進めるうえで，X線検査は重要である。一般的には，まず単純X線撮影検査を行い，必要に応じてCT検査やMRI検査を行う。画像診断では，まずWaters法（後頭オトガイ撮影法）とCaldwell法（後頭前頭撮影法）で撮影した単純X線検査を行って副鼻腔内陰影を読影して，それにより病変の程度を推定する。手術療法の適応を決める際や手術で副鼻腔の局所解剖所見が必要なときなどにはCT検査を行い，必要に応じてMRI検査を併用する。

1．単純X線撮影検査

　単純X線撮影検査では，Waters法，Caldwell法の2方向撮影法で副鼻腔陰影の存在と罹患洞を確認する。副鼻腔の混濁，液面形成，粘膜が6mm以上肥厚している場合は，副鼻腔から吸引した検体より，細菌培養が72〜96％に陽性であったと報告されている[2]。典型的な液面形成像を認める場合には，吸引細菌培養検査は89％に陽性を示し，非常に高い特異性を示す検査と考えられる。しかし，このような液面形成は患者の1/3に認めるのみであり，感受性は高くないと言わざるを得ない[3]。副鼻腔の発育途上の幼小児では，副鼻腔炎の診断にはWaters法のみでもよく，Caldwell法は省略しても差し支えない。Caldwell法により篩骨洞，前頭洞，鼻腔の病的所見の観察を行う。Waters法により上顎洞，前頭洞の陰影を観察する。これらの撮影法のX線写真における上顎洞，篩骨洞内陰影については，文部省総合班研究（1964〜1965年）により**表6**のような読影基準が示されている。これらの2方向の単純撮影法によるX線検査所見によってわかる以上の情報はCTによって正確かつ容易に知ることができる。

　単純X線所見のスコアリングと判定基準
　本邦では，馬場らの提唱した副鼻腔X線スコアシステムが病態および治療後の改善度判定に用い

表6 X線陰影の読影基準

篩骨洞	基準の程度	上顎洞
洞内影像は明澄で陰影が認められず骨梁像の明瞭なもの	(−)	洞内影像が明澄で，陰影の認められないもの
骨梁像は多少判然としないが，嗅裂があいており，多少びまん性のごく軽い陰影を認めるもの	(±)	周囲骨壁は限界明瞭であるが，洞内に多少びまん性のごく軽い陰影を認めるもの
中鼻甲介の腫脹があり，嗅裂の限界が不明で，骨梁像は見分け難く，明らかにびまん性陰影の認められるもの	(+)	周囲骨壁は限界明瞭であるが，洞内に明らかな陰影を認めるもの
嗅裂はまったく閉塞状で骨梁像はまったく消失し，陰影はさらに著明であり，全般的に斑紋〜紋理状を呈しているようなもの	(++)	周囲骨壁との限界が明瞭でなく，洞内陰影も相当著明なもの
全体的に真白で骨との区別がつき難い程度のもの	(+++)	洞内陰影が高度で周囲骨壁とまったく識別できない程度のもの

(文部省総合班研究1964〜1965年)

表7

X線所見の推移	スコアの推移
明らかに改善	3→0, 2→0, 1→0
改　　善	3→1, 3→2, 2→1
不　　変	3→3, 2→2, 1→1
悪　　化	2→3, 1→2, 1→3, 0→1, 0→2, 0→3

表8-a　　　　　上顎洞あるいは篩骨洞の一方のみに有陰影洞がある場合

著明改善	有陰影洞が「明らかに改善」したもの
改善	有陰影洞が2段階「改善」したもの
軽度改善	有陰影洞が1段階「改善」したもの
不変	有陰影洞の「改善」が認められないもの

表8-b　　　　　上顎洞，篩骨洞の両方に有陰影洞がある場合

著明改善	有陰影洞のいずれもが，「明らかに改善」するかあるいは一方が「明らかに改善」し，かつ他の洞が「改善」したもの
改善	有陰影洞のいずれもが「改善」したもの
軽度改善	有陰影洞の一方だけが，「明らかに改善」または「改善」し，他方は「不変」のもの
不変	有陰影洞のいずれにも「改善」が認められないか，あるいは有陰影洞のうち一つでも悪化しているもの

られてきた[1]）。すなわち，頭部正面およびWaters位の2方向についてX線を撮影し，上顎洞，篩骨洞の陰影の程度を「0：なし」，「1：軽度（少し陰影あり）」，「2：中等度（中等度陰影あり）」，「3：高度（高度の陰影あり）」の4段階に分類した。なお，これらの各スコアを文部省総合班研究のX線読影基準と対比すると，「0：（−）」，「1：（±）」，「2：（+）」，「3：（2+）および（3+）」に相当する。治療後の効果判定には，**表7**に示すようにスコアの推移から「明らかに改善」から「悪化」までの4段階に評価する。すなわち，治療開始前と終了・中止時のスコアを基に各X線所見の推移を**表6**のように判定する。さらに，X線スコアの推移から**表8-a，-b**に示すような改善度を判定する。

2．回転式パノラマ撮影検査

副鼻腔および歯牙の展開像がみえ，上顎洞底と歯根部の関係を観察するのに適している。

3．CT検査

単純X線検査所見に比較して，CT所見ははるかに多くの情報量を提供する。副鼻腔の画像診断では骨壁と副鼻腔内外の軟部組織の情報が必要となるので，条件を操作し，軟部組織用条件と骨用条件の両者で観察することも行われる。副鼻腔の病態とその程度を理解するうえで，単純X線検査所見とCT所見との間での不一致は13%[4]から25%[5]，36～66%[6]，75%[7]にまで至ることが報告されており，CT検査は副鼻腔疾患の画像診断において重要な検査である。

CT画像スコアリング

Friedmanら[8][9]はCT画像所見と保存的治療の反応の有無によって手術前のstageを評価し，stageが高くなるにつれ術後再発率が高くなると報告した。その後，慢性副鼻腔炎の手術成績に影響する最も大きな因子は副鼻腔病変の拡がりであるという理念のもとに，CT画像所見によるstagingが報告されるようになった。Kennedy[10]，Levineら[11]，Gliklichら[12]は，OMC（ostiomeatal complex）の病変を重要視し，OMCの病変より起こる前篩骨洞，上顎洞の病変を一時的病変と考え，前頭洞，蝶形骨洞の病変はより進行した二次的病変と考えて，それぞれCT画像所見を分類した。一方，Jorgensen[13]，Lundら[14][15]，Newmanら[16]は，前頭洞，前篩骨洞，後篩骨洞，上顎洞，蝶形骨洞，OMCの病変を点数化して表現した（表9）。さらにこれらのstaging systemを多施設において比較検討する報告もみられるようになってきた[7][8]。CTの撮影時期としては，①十分な保存的治療後，②急性感染のない緩解期，としている。本邦では，島田[19]はCT画像，アレルギー性鼻炎の合併，鼻内所見によって評価し点数化して慢性副鼻腔炎の病期を分類している。

慢性副鼻腔炎の病態や重症度をCT画像所見で評価するために上記のように種々の方法が検討されているが，Lund-Mackay systemによるCT画像スコアリングが推奨される。

表9　Lund-Mackay systemによるCT画像スコアリング

副鼻腔	左	右
上顎洞 (0, 1, 2)		
前篩骨洞 (0, 1, 2)		
後篩骨洞 (0, 1, 2)		
蝶形骨洞 (0, 1, 2)		
前頭洞 (0, 1, 2)		
OMC (0, 2)*		
総合点	0-12	0-12

0：異常なし，1：部分的混濁，2：完全混濁
*0：閉塞なし，2：閉塞あり
　篩骨洞を前部，後部に分けたのは，前篩骨洞に限局した副鼻腔炎は篩骨洞全体に病変が及んでいる場合より，病態が軽く，したがって予後が良好であるからである。

4．MRI検査

　副鼻腔の軟部組織の判読が容易である．CTでは同じ濃度で描出される粘膜肥厚，ポリープ，貯留液，腫瘍もT1，T2強調像の組み合わせで鑑別が可能である．しかし，CTのように骨の描出ができないので，手術などで副鼻腔の局所解剖所見が必要なときはMRIとCTの併用が望ましい．

■参考文献■

1) 馬場駿吉．臨床薬効評価　耳鼻咽喉科疾患．臨床薬物治療学大系　砂原茂一，他（編），pp320-332, 1987.
2) Evans FO Jr, et al. Sinusitis of the maxillary antrum. N Engl J Med 1975；293：735-9.
3) Gwaltney JM. Acute community-acquired sinusitis. Clin Infect Dis 1996；23：1209-25.
4) Roberts DN, et al. The diagnosis of inflammatory sinonasal disease. J Laryngol Otol 1995；109：27-30.
5) Davidson TM, et al. Radiographic evaluation for nasal dysfunction：Computed tomography versus plain films. Head Neck 1989；11：405-9.
6) Ferguson BJ. Acute and chronic sinusitis. Postgrad Med 1995；97：45-57.
7) Bocian RC. Sinusitis. Western J Med 1993；158：615-6.
8) Friedman WH, et al. Computed tomography staging of the paranasal sinuses in chronic hyperplastic rhinosinusitis. Laryngoscope 1990；100：1161-5.
9) Friedman WH, et al. Staging of chronic hyperplastic rhinosinusitis：treatment strategies. Otolaryngol Head Neck Surg 1995；112：210-4.
10) Kennedy DW. Prognostic factors, outcomes and staging in ethmoid sinus surgery. Laryngoscope 1992；102：1-18.
11) Levine H, et al. Rhinology and sinusology. Thieme Medical Publishers, New York, p261, 1993.
12) Gliklish RE, et al. A comparison of sinus computed tomography（CT）staging systems for outcomes research. Am J Rhinol 1994；8：291-7.
13) Jorgensen RA. Endoscopic and computed tomographic findings in osteomeatal sinus disease. Arch Otolaryngol Head Neck Surg 1991；117：279-87.
14) Lund VJ, et al. Quantification for staging sinusitis. Ann Otol Rhinol Laryngol 1995；104：17-21.
15) Lund VJ, et al. Staging in rhinosinusitis. Rhinology 1993；31：183-4.
16) Newman LJ, et al. Chronic sinusitis；relationship of computed tomographic findings to allergy, asthma and eosinophilia. JAMA 1994；271：363-7.
17) Oluwole M, et al. A comparison of computerized tomographic staging systems in chronic sinusitis. Clin Otolaryngol 1996；21：91-5.
18) Metson R, et al. Comparison of sinus computed tomography staging systems. Otolaryngol Head Neck Surg 1997；117：372-9.
19) 島田千恵子．慢性副鼻腔炎におけるStagingの試みとその評価．耳展 2000；43(5)：366-80.

Ⅲ　細菌検査

　副鼻腔炎の起炎菌検査は上顎洞穿刺液による検査が最も信頼性が高い．
　中鼻道の鼻汁細菌検査による検出菌と上顎洞分泌物の吸引によって得られた検出菌との間に相関関係は乏しいという報告が多く[1〜3]，副鼻腔炎の起炎菌としてのエビデンスは上顎洞分泌物の細菌検査によって得られている[1]．

1. 急性副鼻腔炎

　副鼻腔分泌物中の細菌数が10^4 colony-forming unit/mL（CFU/mL）以上のとき[4]，あるいは副鼻腔貯留液中の多形細胞数が5,000 cells/mLを超えるとき[1]に，急性細菌性副鼻腔炎が存在すると定義される。これより低い濃度の細菌は汚染である可能性が高い。日常臨床において全例に上顎洞穿刺による細菌検査を行うのは難しいため，中鼻道から内視鏡的に検査材料を採取することが行われている[5)〜7)]。しかし，この手技によっても中鼻道における常在菌の汚染を避けることは難しい[8]。

　急性副鼻腔炎症例における研究では，中鼻道内視鏡的な採取は，上顎洞分泌物の細菌検査に比べると感受性が65％で，特異性が40％の結果であったと報告されている。さらに細菌検査結果が肺炎球菌，インフルエンザ菌，モラクセラ・カタラーリス菌のみに対して分析されたとき，感受性と特異性はそれぞれ79％と85％に増加したと報告されており，この3菌種に限れば中鼻道からの内視鏡的採取による細菌検査の有用性は高い[9]。

　内視鏡的採取による正常中鼻道の細菌学的研究では，細菌が分離された81％において，最も一般的な微生物として，コアグラーゼ陰性ブドウ球菌（50％），コリネバクテリウム属（20％），黄色ブドウ球菌（13％），エンテロバクテリア（5％）などの常在細菌であったと報告されている[10]。

　急性副鼻腔炎において，上顎洞分泌物細菌検査によって最も頻繁に分離された微生物は，肺炎球菌とインフルエンザ菌であり，これらは症例の50％以上を占める。他にモラクセラ・カタラーリス[1)2)11)〜13)]，他の連鎖球菌属（化膿連鎖球菌，*S. intermedius*と他のアルファ溶血性連鎖球菌），黄色ブドウ球菌と少数の嫌気性細菌である。これらの細菌は主に歯性上顎洞炎に関連して分離されることが多い。本邦における急性副鼻腔炎の臨床分離菌の全国サーベイランス結果を**図6**に示す。

2. 慢性副鼻腔炎

　慢性副鼻腔炎では，上顎洞分泌物の細菌検査データは不十分であり，内視鏡的に得られた手術材料や手術の前後で得られたスワブからの培養では，表皮ブドウ球菌が頻繁に認められることから，鼻腔の常在細菌叢による汚染と考えられその解釈が難しい。単一検出菌の場合に起炎菌を疑うとする厳密な基準のもとに検討した場合に，ヴィリダンス型連鎖球菌，肺炎球菌，インフルエンザ菌，パラインフルエンザ菌が一般的に見られたと報告されている[14]。一方，他の研究では[6)14)]，緑膿菌，肺炎桿菌（*Klebsiella pneumoniae*）や*Proteus mirabilis*のようなグラム陰性菌は症例の3分の1において認められ，慢性副鼻腔炎の病原菌として重要であると報告されている。緑膿菌はまた，嚢胞性線維症[15)16)]，AIDS[17)〜19)]，鼻腔挿管[20)21)]を受けた患者などの慢性副鼻腔炎患者での重要な病原菌であると推測されている。黄色ブドウ球菌や腸内細菌の役割はまだ確定的ではない。

　慢性副鼻腔炎の本邦における研究では[24]，肺炎球菌とインフルエンザ菌が最近6年間で重要な病因のままであるが，この2菌の検出率はわずかな減少を示している。モラクセラ・カタラーリスはこの期間にわずかに増加を示し，他方，ブドウ球菌は最も一般的な分離菌のひとつである。一方，緑膿菌はほとんど変化を示していない。本邦における慢性副鼻腔炎の臨床分離菌の全国サーベイランス結果を**図7**に示す。

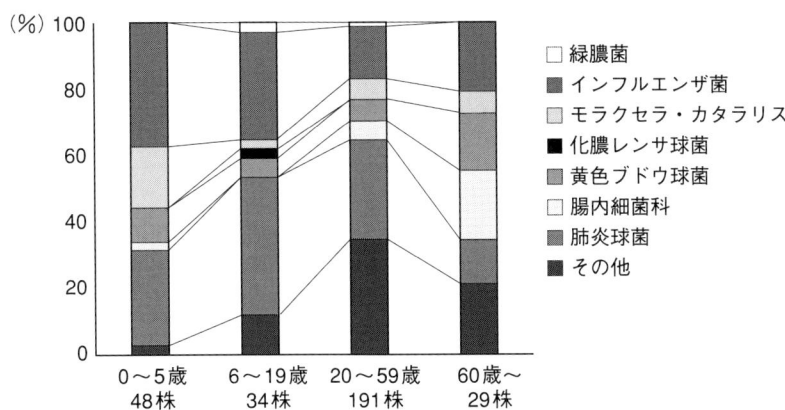

図6　急性副鼻腔炎よりの検出菌／年齢別分離頻度
西村忠郎，他．日本耳鼻咽喉科感染症研究会会誌 2004；22(1)：12-23.
「第3回耳鼻咽喉科領域感染症臨床分離菌全国サーベイランス結果報告」

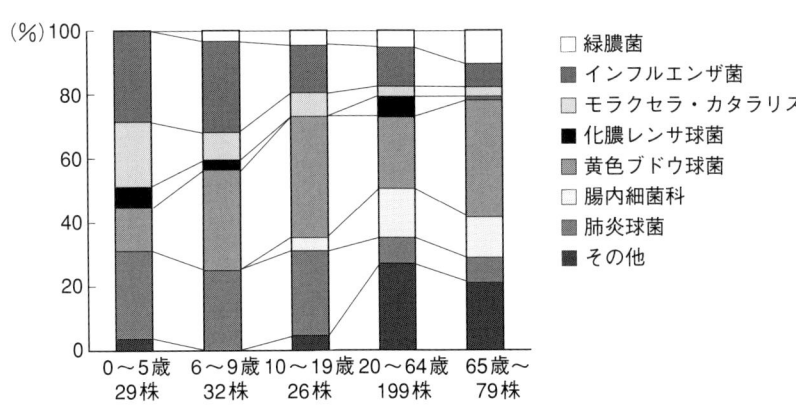

図7　慢性副鼻腔炎よりの検出菌／年齢別分離頻度
馬場駿吉，他．日本耳鼻咽喉科感染症研究会会誌 2000；18(1)：48.
「第2回耳鼻咽喉科領域感染症臨床分離菌全国サーベイランス結果報告」

3．小児における急性副鼻腔炎

　急性，反復する急性の細菌性副鼻腔炎における細菌学的研究[25)〜27)]では，主要な病原細菌は肺炎球菌（*Streptococcus pneumoniae*），無莢膜型インフルエンザ菌（nontypeable *Haemophilus influenzae*），モラクセラ・カタラーリス（*Moraxella catarrhalis*）と報告されている。肺炎球菌は小児急性副鼻腔炎の約30％から分離されるが，無莢膜型インフルエンザ菌，モラクセラ・カタラーリスはともに約20％と報告されている[28)]。残りの30％については上顎洞分泌物の細菌検査では細菌が検出されていない。小児の急性副鼻腔炎からブドウ球菌や気道好気性菌は分離されにくい[27)]。

4. 本邦における急性副鼻腔炎の起炎菌とその薬剤耐性化の現状

4-1. 起炎菌

2003年に施行された第3回全国耳鼻咽喉科領域感染症臨床分離菌全国サーベイランスの報告[29]によると，検出菌のなかで特に多いものは肺炎球菌（29.4％）とインフルエンザ菌（21.5％）で，この両菌種で全体の50.9％を占め，以下，溶連菌属（β溶連菌を含む）（9.5％），CNS（8.9％），ブドウ球菌（8.6％），モラクセラ・カタラーリス（7.6％）の順であった。年齢別にみると，5歳以下では肺炎球菌，インフルエンザ菌の2菌種が圧倒的に多く，全体の約7割を占めた。この両菌種はすべての年齢層に平均して高率に検出されたが，特に2歳以下では100％近くを占めた。モラクセラ・カタラーリスも5歳以下では18.8％と高率であった。

4-2. 薬剤感受性

4-2-a. 肺炎球菌

肺炎球菌は，NCCLS基準に従ってPSSP（penicillin susceptible S. pneumoniae：PCGのMIC≦0.063μg/mL），PISP（penicillin intermediately resistant S. pneumoniae：PCGのMIC 0.125～1μg/mL）およびPRSP（penicillin resistant S. pneumoniae：PCGのMIC≧2μg/mL）に分類されている。1994年の第1回サーベイランス[30)31)]ではPRSP14.3％，PISP36.1％と耐性菌は50.4％であり，1998年の第2回サーベイランス[33]ではPRSP21.8％，PISP29.1％と耐性菌は50.9％であり，2003年の全国サーベイランス[29]ではPRSP19.9％，PISP39.7％と耐性菌は59.6％であり，全体でみると，近年耐性菌は増加の傾向にある。

年齢別にみると，低年齢ほど耐性菌の比率が高いことが判明し，5歳以下では77.8％を占めていた。5歳以下での薬剤耐性肺炎球菌の分離頻度が極めて高く，1996年にも既に73.5％に認められていたが，2003年には77.8％と増加していた。肺炎球菌の抗菌薬に対する感受性（MIC_{90}）をみると，注射薬ではPAPM/BPが0.125μg/mLと最も優れており，次いでMEPMが0.5μg/mLと良好なMICを示した。経口薬ではFRPMとGFLXが0.5μg/mLであった。ペニシリンおよびセフェム系薬のMIC_{90}はすべて≧1μg/mLで，耐性菌の増加とともに感受性も低下傾向にあった。ミノサイクリンやマクロライド系薬の感受性も著しく低下しており，高度耐性菌が多い。

4-2-b. インフルエンザ菌

インフルエンザ菌は，BLNAS（β-lactamase non-producing ampicillin sensitive H. influenzae：ABPCのMIC≦0.5μg/mL），BLNAR（β-lactamase non-producing ampicillin resistant H. influenzae：ABPCのMIC≧1μg/mL）およびBLPAR（β-lactamase producing, ampicillin resistant H. influenzae：ABPCのMIC≧1μg/mL）に分類されている。ABPC耐性菌は，1994年の第1回サーベイランス[30)31)]では18.3％であったが，第2回サーベイランス[32]では19.2％（BLPARが6.1％，BLNARが23.1％）となり，2003年の全国サーベイランス[29]では50.3％（BLPARが3.2％，BLNARが47.1％）と大幅に増加している。年齢別にみると，耐性菌は5歳以下，6歳以上ともに明らかに増加しており，それぞれ50.6％，50.0％であった。インフルエンザ菌に対する抗菌薬の感受性成績（MIC_{90}）をみると，ニューキノロン系薬（CPFX，LVFX，GFLX）が≦0.06μg/mLと最も優れてお

り，注射薬では，CTRXが0.25μg/mL，CMX，MEPMが0.5μg/mLと良好な感受性を示した。経口セフェム系薬では，CDTR-PIが0.25μg/mLと唯一高い感受性を示し，MINOも0.5μg/mLと良好な感受性を示したが，CFPN-PI，CPDX-PR，CFDNは4～16μg/mLと耐性化が進んでいた。マクロライド系薬のなかでは，AZMのMIC90は4μg/mLであった。

4-2-c．モラクセラ・カタラーリス

モラクセラ・カタラーリスは，ABPCに対する感受性から耐性株（ABPCのMIC≧1μg/mL）と感受性株（ABPCのMIC≦0.5μg/mL）に分類されている。2003年のサーベイランスでの耐性株の分離頻度は78.0%で，1994年サーベイランスの51.5%，1998年の68.0%からさらに増加した。年齢でみた場合には，5歳以下で耐性株の分離頻度が統計学的に有意に高かった（$p<0.05$）。モラクセラ・カタラーリスに対する抗菌薬の感受性成績（MIC90）をみると，カルバペネム系薬のPAPM/BP，MEPMおよびニューキノロン系薬のCPFX，GFLXが≦0.06μg/mLと最も優れており，マクロライド系薬（CAM，AZM）も0.125～0.25μg/mLと良好な感受性を示した。ペニシリン系薬ではβ-lactamase阻害薬配合剤（SBT/ABPC，CVA/AMPC）のみ良好な感受性を示し，セフェム系薬ではCFDNのMIC90が0.5μg/mLで最も優れていた。

4-3．ウイルス検査

上顎洞分泌物中のウイルスを検索した急性副鼻腔炎の研究はほとんどなく，これらは通常，発症後3日間を経過後に検索されているためウイルスを単離する機会が減少している。わずか16%の上顎洞分泌物検査においてウイルスが同定され，ライノウイルス，パラインフルエンザウイルス，インフルエンザウイルスが主体であったと報告されている[34]。副鼻腔炎はウイルス性上気道炎のほぼ90%に起こっていると考えられている。すなわち，副鼻腔炎の既往のない感冒患者のなかで，87%が上顎洞にCTの異常があり，65%は篩骨洞に，30～40%は前頭洞または蝶形骨洞にCT異常があることが報告されている[35]。これらの異常所見は恐らく粘膜の肥厚よりも，高度な粘液性分泌物の存在，つまり杯細胞からの分泌および血漿の滲出の結果によると推測されている。200種類以上のウイルスが上気道の感染を起こすことができると報告されてきたが，このようなウイルス性上気道炎は一般的に細菌学的副鼻腔炎に先だって起こり，ウイルス性上気道炎と急性副鼻腔炎の反復との間に高い相関があると報告されている[36]。

■参考文献■

1) Winther B, et al. Therapeutic approach to sinusitis：Antiinfectious therapy as the baseline of management. Otolaryngol Head Neck Surg 1990；103：876-9.
2) Johnson JT. Infections. In：Cummings CW（ed）. Otolaryngology-Head and Neck Surgery. Second edition. St. Louis, Baltimore. Boston, Chicago, London, Philadelphia, Sydney, Toronto：Mosby Year Book, 1993；929-40.
3) Friedman RA, et al. Sinusitis. Ann Rev Med 1991；42：471-89.
4) Turner BW, et al. Physiologic abnormalities in the paranasal sinuses during experimental rhinovirus colds. J Allergy Clin Immunol 1992；90：474-8.
5) Leopold DA, et al. Clinical course of acute maxillary sinusitis documented by sequential MRI scanning. Am J Rhinology 1994；8：19-28.
6) Bolger WE. Gram negative sinusitis：An emerging clinical entity？ Am J Rhinology 1994；8：279-84.

7) Vaiyda AM, et al. Correlation of middle meatal sinus cultures in acute maxillary sinusitis. Am J Rhinology 1997 ; 11 : 139-43.
8) Gwaltney JM. Acute communitiy-acquired sinusitis. Clin Infect Dis 1996 ; 23 : 1209-25.
9) Talbot G, et al. Utility of sinus endoscopy versus sinus aspiration for microbiologic documentation of acute maxillary sinusitis (AMS) [abstract D42]. In : Program and Abstracts of the 35th Interscience Conference on Antimicrobial Agents and Chemotherapy (San Francisco), Washington, DC : American Society for Microbiology, 1995.
10) Klossek JM, et al. Bacteriology of the adult middle meatus. J Laryngol Otology 1996 ; 110 : 847-9.
11) Bocian RC. Sinusitis. Western J Med 1993 ; 158 : 615-6.
12) Gwaltney JM, Jr. et al. The microbial etiology and antimicrobial therapy of adults with acute community-acquired sinusitis : A fifteen-year experience at the University of Virginia and review of other selected studies. J Allergy Clin Immunol 1992 ; 90 : 457-62.
13) Evans KL. Diagnosis and management of sinusitis. BMJ 1994 ; 309 : 1415-22.
14) Jiang RS, et al. Bacteriology of ethmoid sinus in chronic sinusitis. Am J Rhinology 1997 ; 11 : 133-7.
15) Davidson TM, et al. Management of chronic sinusitis in cystic fibrosis. Laryngoscope 1995 ; 105 : 354-8.
16) Light MJ, et al. Sinus disease in cystic fibrosis. In : Gershwin ME, Incaudo GA (eds). Diseases of the Sinus. A Comprehensive Textbook of Diagnosis and Treatment ; Totowa, New Jersey : Humana Press. 1996 ; 357-66.
17) Cheung SW, et al. Orbitocerebral complications of Pseudomonas sinusitis. Laryngoscope 1992 ; 102 : 1385-9.
18) Fairbanks DNF. Inflammatory diseases of the sinuses : Bacteriology and antibiotics. Otolaryngol Clin North Am 1993 ; 26 : 549-59.
19) Rossi RM, et al. Microsporidian sinusitis in patients with the acquired immunodeficiency syndrome. Laryngoscope 1996 ; 106 : 966-71.
20) Mickelson A, et al. Paranasal sinusitis associated with nasotracheal and orotracheal long-term intubation. Arch Otolaryngol Head Neck Surg 1992 ; 118 : 937-9.
21) Rouby JJ, et al. Risk factors and clinical relevance of nosocomial maxillary sinusitis in the critically ill. Am J Respir Crit Care Med 1994 ; 150 : 776-83.
22) Doyle PW, et al. Evaluation of the microbiology of chronic ethmoid sinusitis. J Clin Microbiol 1991 ; 29 : 2396-440.
23) Hartog B, et al. Microbiology of chronic maxillary sinusitis in adults : Isolated aerobic and anaerobic bacteria and their susceptibility to twenty antibiotics. Acta Otolaryngol 1995 ; 115 : 672-7.
24) Suzuki K, et al. Recent trends in clinical isolates from paranasal sinusitis. Acta Otolaryngol 1996 ; Suppl 525 : 51-5.
25) Wald ER. Microbiology of acute and chronic sinusitis in children. J Allergy Clin Immunol. 1992 ; 90 : 452-6.
26) Wald ER, et al. Acute maxillary sinusitis in children. N Engl J Med 1981 ; 304 : 749-54.
27) Wald ER, et al. Treatment of acute maxillary sinusitis in childhood : a comparative study of amoxicillin and cefaclor. J Pediatr 1984 ; 104 : 297-302.
28) Wald ER. Sinusitis. Pediatr Ann 1998 ; 27 : 811-8.
29) 西村忠郎, 他. 第3回全国耳鼻咽喉科領域感染症臨床分離菌全国サーベイランス結果報告. 日耳鼻感染症研会誌 2004 ; 22 : 12-23.
30) 馬場駿吉, 他. 中耳炎・副鼻腔炎臨床分離菌全国サーベイランス第1報―中耳炎・副鼻腔炎からの分離頻度―. 日耳鼻感染症研会誌 1996 ; 14 : 70-83.
31) 馬場駿吉, 他. 中耳炎・副鼻腔炎臨床分離菌全国サーベイランス第2報―経口抗菌薬に対する分離菌の感受性―. 日耳鼻感染症研会誌 1996 ; 14 : 70-83.
32) 馬場駿吉, 他. 中耳炎・副鼻腔炎臨床分離菌全国サーベイランス第2報―中耳炎・副鼻腔炎からの分離頻度―. 日耳鼻感染症研会誌 1996 ; 14 : 84-98.

33) 馬場駿吉，他．第2回全国耳鼻咽喉科領域感染症臨床分離菌全国サーベイランス結果報告．日耳鼻感染症研究会誌 2000；18：48-63．
34) Hamory BH, et al. Etiology and antimicrobial therapy of acute maxillary sinusitis. J Infect Dis 1979；139：197-202.
35) Gwaltney JM, et al. Computer tomographic study of the common cold. N Engl J Med 1994；330：25-30.
36) Jones JK. Clinical perspective. In：Kennedy DW（ed）. Sinus Disease：Guide to First-line Management. Health Communications Inc, Darien, Conn 1994；16-7.

Ⅳ 鼻汁塗抹検査

　鼻汁塗抹検査(注1)は，鼻漏がアレルギー性鼻炎によるものか，副鼻腔炎などのアレルギー性鼻炎以外の疾患によるものなのか，その両者の合併によるものなのかを鑑別する目安となる。慢性副鼻腔炎鼻汁では炎症細胞の大部分が好中球である[1]。また細菌感染を伴っていると，球菌や桿菌を多数観察する。好中球が多いが好酸球もよく目立つ程度に存在すれば，慢性副鼻腔炎とアレルギー性鼻炎が合併している可能性が存在する(注2)。

注1：鼻汁塗抹検査に用いられる染色法にはギムザ，グラム，ハンセル染色が一般的である。このうちハンセル染色は好酸球，好中球，細菌を手軽に観察できるため日常診療に有用である。
注2：アレルギー性鼻炎では鼻腔に感染が加わると，好酸球数が著明に減少する。また好酸球/好中球の比率も顕著に低下する[2]。したがって，感染時の鼻汁塗抹検査の結果だけでアレルギー性鼻炎合併の有無を判断することは危険である。

■参考文献■

1) 間島雄一，他．鼻漏．JOHNS 1990；11：1463-7.
2) Shinogi J, et al. Quantitative cytology of nasal secretions with perennial allergic rhinitis in children：Comparison of noninfected and infected conditions. Laryngoscope 1998；108：703-5.

Ⅴ 鼻腔通気度検査

　鼻腔形態異常や鼻茸による鼻閉の評価を行うことができる。副鼻腔炎においては次の目的で使用される。なお，他の検査法との組み合わせで総合判断することは言うまでもない。
① 鼻呼吸障害の程度の判定
② 手術的治療，保存的治療の効果判定
③ 手術法の選択や切除範囲の決定
　鼻腔通気度測定法（rhinomanometry）は鼻呼吸状態を客観的に評価する検査法である。また，音響鼻腔計測法（acoustic rhinometry）は鼻腔の形態学的な開存度を客観的に評価する。前者は鼻腔を機能的に，後者は鼻腔を形態的に評価する方法である。測定法は鼻腔通気度検査法ガイドラインに詳しい[1]。

■参考文献■

1) 鼻腔通気度検査法ガイドライン．日鼻誌 2001；40：327-39.

Ⅵ 嗅覚検査

1. 視診

嗅覚障害の検査としては，まず視診である。あるがままの状態での鼻腔全体の観察に加えて，嗅裂入口部の粘膜を血管収縮薬で収縮させたうえで嗅裂の状態をよくみることも必須である。針状鏡や径の細いファイバースコープで嗅粘膜の状態を観察することも重要である。

2. 画像診断

画像検査で有用なのはCTで，嗅裂部も含めて鼻・副鼻腔の病変を観察する。嗅粘膜性と中枢性の障害の鑑別にはMRIが有用である。

3. 嗅覚検査

嗅覚低下の程度は基準嗅力検査と静脈性嗅覚検査で判定する。

3-1. 基準嗅力検査

T＆Tオルファクトメータ®を用いる。基準臭5種A〜E（表10）についてニオイをかがせ，検知，および認知の域値を調べるものである。検者がニオイ紙（幅7mm，長さ15cmの濾紙）の先端1cmを5種類のニオイ物質を段階希釈したテスト液に浸け，被検者にこれを自分の外鼻孔の真下1〜2cmにまで持っていかせ数呼吸嗅がせてから，「何かにおう」濃度を低濃度から高濃度に向かい求めていく。ここで求められるのが検知域値である。その後，さらに濃度を上げていき，「何のニオイか」を判断できる濃度を求める。これが認知域値となる。何のニオイか表現できないときは検者がその言葉を誘導してもよいことになっている。これをAからEの順で行う。測定結果はオルファクトグラムとして用紙に記入する。認知域値の平均を出し，それによって嗅覚障害の程度を判定する。正常者は1.0以下である。1.1〜2.5を正常または軽度減退，2.6〜4.0を中等度減退，4.1〜5.5を高度減退，5.6以上を脱失とする。

3-2. 噴射式基準嗅力検査

上記検査により部屋に悪臭がこもり，ニオイ汚染が生じるため，この欠点を改良した噴射式嗅覚刺激装置を用いる方法である。検者は被検者の一側の外鼻孔をテープまたは被検者自身の指で閉鎖させ，検者はノズルを対側鼻腔内に嗅裂方向に向けて約0.5〜1cm挿入し，被検者の吸気に合わせ

表10 基準臭

A：beta-phenylethyl alcohol	バラの花，軽くて甘い
B：methyl cyclopentenolone	こげた，カラメル
C：isovaleric acid	古靴下，腐敗，汗くさい
D：gamma-undecalactone	桃の缶詰，甘くて重い
E：scatol	野菜くず，口臭

て刺激ボタンを1回押す。さらに少し間を置いて再度押す。基準臭はA〜Eの順で行い，基準嗅力検査と同様上昇法で提示していく[1]。これで得られた域値とT＆Tオルファクトメトリーで得た域値とでは前者がやや上昇しているが，両者は極めて高い相関があり，同様の基準が用いられる[2]。

3-3. 静脈性嗅覚検査

アリナミン®注射液（10 mg，2 mL）を左肘正中皮静脈に等速度で20秒間に注入する。被検者には安静鼻呼吸をさせておく。呼気性の嗅覚を検査する方法である。注射開始から嗅感が起こるまでを潜伏時間，嗅感発現から消失までを持続時間とする。正常値は潜伏時間が8〜9秒，持続時間が1分〜2分である。嗅覚障害があると，潜伏時間が延長し，持続時間が短縮する。潜伏時間は嗅覚域値と対応し，持続時間は嗅覚疲労の起こりやすさと関係する。

3-4. スティック型嗅覚検査

スティック型ニオイ提示具を用いる方法が近年開発された。識別同定能力をみるもので，検知能力をみるものではない。しかし，本検査の認知率，検知率は基準嗅力検査の認知域値と検知域値に強く相関しており，有用性が認められている[3]。今後普及が見込まれる。

3-5. 解釈と適用

通常の呼吸性障害のみでは高度の嗅力減退は起こらない。検知域値と認知域値が2段階以上離れていれば中枢性障害を疑う。基準嗅力検査で脱失と判定されても，静脈性検査で陽性なら嗅覚機能は残存しており，治療の余地がある。予後の推定には静脈性嗅覚検査のほうが適している。

嗅覚誘発電位をはじめとする他覚的嗅覚検査はまだ実用の域に達していない。

■参考文献■
1) 古川　仭，他．噴射式基準嗅力検査の測定方法に関するガイドライン．日鼻誌 2004；43(4)：372-4.
2) 三輪高喜，他．5種の嗅素を用いた噴射式基準嗅力検査の臨床的有用性について．日鼻誌 2004；43(2)：182-7.
3) 小林正佳，他．スティック型嗅覚検査法―4件法と分類段階法の年齢と検知能力評価に関する検討．日鼻誌 2004；43(2) 167-74.

Ⅶ 粘液線毛機能検査

1. サッカリンテスト

生体での粘液線毛機能を調べるためには，粘膜表層に置いた指標が線毛運動によって移動する速度を計測する方法が用いられる。その材料として，墨汁，炭粉，サッカリンなどある。そのなかでサッカリンテストは精密性の問題があるものの，簡便な検査法として最も日常診療で汎用されている。

測定方法は，鼻腔の一定部位（鼻中隔粘膜の中鼻甲介前端に対応する位置）にサッカリン顆粒（2.5×0.5 mm，5 mg）を付着させ，30秒ごとに嚥下させてサッカリンが咽頭まで到達して甘みを感じ

るまでの時間を測定する[1]。これをサッカリンタイムとする。

　欠点として，検査後に甘味感覚が残存するので反復検査ができなく，また両側同時測定もできない。しかしながら，粘液線毛機能のスクリーニング検査としては有用である。サッカリンは食用なので安全性にも問題ない。

　サッカリンテストの健常者の平均サッカリンタイムは13.7±8.9分（18～39歳），11.5±5.7分（40～59歳）とされ，30分以内なら正常とされる[2]。しかし，60歳以上では，30％で120分以内に甘みを感知しないといわれる。

術後上顎洞粘膜のサッカリンタイム[3]

　内視鏡下副鼻腔手術で上顎洞膜様部を開放した後の上顎洞粘膜の炎症が改善して粘液線毛機能が回復している状態を把握するために用いられる。手術で大きく開放した膜様部から鉗子を入れて，洞底部にサッカリンを置き，咽頭まで運ばれて甘みを感じるまでの時間を計測する。内視鏡所見で上顎洞粘膜が正常あるいは軽度病変の場合には，60分以内に甘味を感じるが，中等度以上の病変では，遅延が認められる。

2．線毛運動の検査

　粘膜組織を採取して，microphoto-oscillometerで線毛打頻度，振幅，線毛運動の協調性について観察する方法がある[4]。

■参考文献■
1) 間島雄一, 他. 慢性副鼻腔炎鼻汁の粘液繊毛輸送機能に及ぼす影響. 日耳鼻 1982；85：621-8.
2) Sakakura Y, et al. Nasal mucocililary clearance under various condition. Acta otolaryngol 1983；96：167-73.
3) Asai K, et al. Saccharin test of maxilarry sinus mucociliary function after endoscopic sinus surgery. Laryngoscope 2000；110：117-22.
4) 久松健一, 他. ヒト慢性副鼻腔炎の粘膜繊毛運動機能について. 光学電気的測定法による検討. 耳鼻 1981；27（補1）：243-9.

第5章 ■ 診　断

Ⅰ 急性副鼻腔炎

　急性副鼻腔炎は，感冒の経過中に上気道全般に生ずる炎症の一環として発症することが多い。ライノウイルス，パラインフルエンザウイルス，インフルエンザウイルスなどのウイルス感染が発端となることが多いが，やがて細菌感染に移行する。感染経路としては経鼻感染が最も一般的であるが，う蝕歯や歯槽膿漏の歯根尖に生じた病巣より上顎洞に炎症が波及して発症する歯性上顎洞炎もある。水泳やダイビングなどで細菌が直接に副鼻腔に入ることもある。また，航空機の搭乗による急激な気圧の変化も原因となり，これによって生じる急性副鼻腔炎を航空性副鼻腔炎という。顔面骨の外傷，異物の侵入も原因となる。

1．臨床症状

　急性副鼻腔炎は，通常，感冒の経過中に生じる場合が多いので，全身倦怠，頭痛などのいわゆる感冒症状がある。膿性鼻漏，後鼻漏，鼻閉が一般的な症状で，ときに顔面痛，発熱，鼻出血がみられることもある。上顎洞，篩骨洞，前頭洞の順で罹患率が高く，稀に蝶形骨洞にみられる。しばしば単洞性に罹患する。頭痛および局所の自発痛は，副鼻腔自然口が炎症のために閉塞して分泌物の排泄がつかず，洞内圧が高まることによって起こると言われており，罹患洞によってその部位は異なる。急性上顎洞炎では頬部痛，頬部発赤・腫脹，前頭洞炎では前頭部痛，篩骨洞炎では眼窩痛，蝶形骨洞炎では後頭部痛あるいは頭頂部痛を伴うことがある。病変は両側性にくることが多いが，強い症状を呈するものでは一側性のことがある。

2．局所所見

　鼻鏡検査所見，内視鏡検査所見では罹患洞に一致して鼻腔に膿性鼻汁を認める。すなわち，前篩骨洞，上顎洞，前頭洞の分泌物は中鼻道に，後篩骨洞，蝶形骨洞の場合は嗅裂，蝶篩陥凹に分泌物が観察される。
　前頭部，内眼角部，頬部，眼周囲を拇指で圧迫し，圧痛がないかどうか，左右差に注意して触診する。また，上顎洞炎，特に歯性のものでは歯肉部の粘膜の発赤や圧痛を認めることがある。急性上顎洞炎が疑われる場合には，う蝕歯や歯槽膿漏の有無など罹患側の上顎歯を観察しなければならない。

3．画像診断

確定診断には鼻・副鼻腔X線検査が必要である。単純X線撮影検査では，Waters法，Caldwell法で副鼻腔陰影の存在と罹患洞を確認する。これらの撮影法のX線写真における上顎洞，篩骨洞内陰影については文部省総合班研究（1964～1965年）による読影基準によって陰影程度を評価するとよい。

特に眼窩，頭蓋内などの周辺への炎症の波及が疑われたときには副鼻腔CTやMRIが有用である。MRIはCTと異なり骨皮質の信号がないので骨破壊の状況がわかりにくいが，副鼻腔の粘膜肥厚，ポリープ，貯留液，腫瘍，真菌の鑑別が可能である。

4．細菌検査，細胞診

上顎洞穿刺時に得られた貯留液や中鼻道分泌物の細菌検査および細胞診は，診断とともに治療の参考になる。検出菌としては，肺炎球菌，インフルエンザ菌，モラクセラ・カタラーリスが重要視される[4]。

5．鑑別すべき疾患と鑑別のポイント

慢性副鼻腔炎との鑑別が大切である。慢性副鼻腔炎の急性増悪では初期の臨床症状は類似するが，経過が長く治癒しにくい。問診で鼻疾患の既往がなく，鼻内所見で鼻茸形成がみられず，膿性鼻汁や鼻粘膜の発赤が主な所見のときは急性副鼻腔炎である。広義には歯牙に原因のある歯性上顎洞炎および新生児・乳幼児上顎骨骨髄炎も本症に含まれるが，これらについては後述する。

II　歯性上顎洞炎

歯根部の炎症が上顎洞に波及して上顎洞炎を起こすと歯性上顎洞炎と呼ぶ。一側であることが多い。急性副鼻腔炎の約10％が歯性であるとされるが，実際に上顎洞炎が歯根部の炎症から起こったことを確定することはなかなか難しい[5]。

成人の上顎洞底と臼歯の歯根尖端の距離は，小臼歯部で5～8mm，第1大臼歯部で4mm前後，第2大臼歯部で2mm前後，第3大臼歯部で5mm前後と報告されている[5]。また上顎洞底が薄いと歯根尖部が上顎洞に露出していることが少なくない。したがって，これらの歯根部，殊に臼歯の根尖の炎症が上顎洞粘膜に波及して容易に上顎洞炎が起こる。歯槽膿漏から起こる歯性上顎洞炎は，う蝕歯を原因とする場合に比べて経過が緩慢である。

1．臨床症状

経過は急性または慢性である。主な症状は悪臭のある鼻漏で，一側性の頬部痛や鼻閉を伴うことが多い。鼻症状が出現する前に，歯痛や歯肉腫脹をきたすこともある。

2. 局所所見，画像検査，細菌検査

一側性にみられる副鼻腔炎で，X線検査では一側の上顎洞のびまん性陰影を認める。篩骨洞は異常がないことが多いが，慢性のものでは患側の篩骨洞にも炎症所見を認めることがある。歯病変と上顎洞炎との因果関係の検査には，回転式パノラマ撮影法と口内撮影法の歯科用撮影法が有用である。下鼻道から上顎洞を穿刺し，洗浄すると悪臭ある膿性分泌物が排出される。膿性分泌物について嫌気性菌を含めた細菌検査や薬剤感受性検査を行う。歯の検査では視診と垂直打診反応が重要である。上顎の歯牙の状態，歯肉部の病変の有無，歯の治療の既往を調べる。抜歯後に上顎洞炎が生じた場合には，抜歯窩と上顎洞とが交通していることがあり，この穴を通じて上顎洞の洗浄ができることがある。

III 新生児・乳幼児上顎骨骨髄炎

特殊な上顎洞炎として新生児・乳幼児上顎骨骨髄炎がある。新生児期および乳幼児期には副鼻腔の発育は不完全で，上顎は大部分が骨髄で占められている。この時期に上顎洞炎を起こすと上顎骨の骨髄の炎症が加わり上顎骨骨髄炎となり，重篤な症状を伴うことがある。原因として，歯胚芽の急性炎症，口腔・鼻入口部の外傷，炎症とともに血行性感染も考えられる。検出菌は，黄色ブドウ球菌によるものが多い。現在では，医療の普及や抗菌薬の発達によりほとんどみられなくなっている。

1. 臨床症状

高熱とともに発病し，頰部腫脹，結膜浮腫，眼球突出をきたす。呼吸困難や哺乳困難を伴って，全身的栄養障害をきたしやすい。炎症が進むと膿瘍ができ，内眼角部や歯槽突起，硬口蓋に瘻孔を認めることがあり，しばしば骨壊死をきたして腐骨を生じる。また，眼窩蜂巣織炎，敗血症，皮下や肺の膿瘍，髄膜炎などの合併症を起こしやすい。

2. 診断

生後3か月以内に多いが，新生児，乳幼児で上記の症状があれば本症が疑われる。母親の乳腺炎や乳腺膿瘍，乳房感染創などの有無や既往歴，発症時の状況などについても調べる。CTやMRIの検査を行う。

IV 慢性副鼻腔炎

慢性副鼻腔炎は急性副鼻腔炎から移行するが，病変が慢性化するにあたってはウイルス感染，細菌感染，アレルギー，局所解剖学的要因，栄養および生活環境，遺伝的要因などが関与していると考えられている。実際にはこれらの要因が複雑に影響し合って慢性副鼻腔炎が発症すると考えられ

ている。その病態形成には副鼻腔自然口の閉鎖，換気障害，分泌物排泄障害に伴う貯留成分と副鼻腔粘膜中の浸潤細胞の過剰な機能亢進などが悪循環となって関与する。

1. 臨床症状

慢性副鼻腔炎の症状は，鼻漏，後鼻漏，鼻閉，嗅覚障害などの鼻症状と頭痛・頭重感などの随伴症状である。鼻漏の性質は粘膿性，粘液性のものが一般的である。鼻漏が上咽頭に流れ込む後鼻漏が特徴である。鼻粘膜の腫脹，肥厚や鼻茸によって鼻閉が起こる。鼻閉は通常は両側性，持続性である。記憶力減退，注意力散漫などの鼻性注意不能症が生じるときがある。慢性副鼻腔炎に慢性気管支炎症性疾患や気管支喘息を合併し，咳や痰などの下気道症状を訴えることがある。

慢性副鼻腔炎の自覚症状は，疾患を特定するものに乏しく，また症状の発現も不安定であり，それのみで診断することは一般に難しい。しかし，どのような鼻症状および一般症状が主体をなしているかを十分把握しておくことは治療のうえにも参考になる。鼻・副鼻腔の手術，アレルギー疾患や気管支喘息などに関する既往歴，家族歴も注意して聞くことが必要である。3か月以上にわたって持続または漸次悪化する鼻症状をもつものを慢性副鼻腔炎とする。

2. 鼻鏡検査，内視鏡検査

前鼻鏡検査では，粘膜全体の色調，下鼻甲介，中鼻甲介の粘膜の腫脹状態とその程度の観察が必要である。特に中鼻道付近の粘膜の浮腫状腫脹，鼻茸形成をみれば，慢性副鼻腔炎の存在が疑われる。これに粘液性，粘膿性，膿性の分泌液が中鼻道，嗅裂部に流下していたり，貯留していればほぼ本症と診断してよい。上顎洞，前篩骨洞，前頭洞の自然口は中鼻道に開口しているので，それらの副鼻腔に病変があると中鼻道に分泌物がみられる。一方，後篩骨洞および蝶形骨洞の自然口は上鼻道，蝶篩陥凹に開口しており，これらの副鼻腔からの分泌物は嗅裂部にみられる。後鼻鏡検査で後鼻漏を確認できる。内視鏡検査を行うことで，これらの所見はより明確になる。鼻茸の形成が高度になると鼻腔全体に認められる。

3. 画像検査

慢性副鼻腔炎の診断を進めるうえで，X線検査は非常に重要である。一般的には，まずWaters法とCaldwell法の2方向の単純X線撮影検査を行い，必要に応じてCT検査やMRI検査を行い，副鼻腔内陰影を読影して，それにより病変の程度を推定する。病変を精査する際や，手術療法の適応を決めるとき，手術で副鼻腔の局所解剖所見が必要なときはCT検査を行い，必要に応じてMRI検査を併用する。慢性副鼻腔炎の病態や重症度をCT画像所見で評価するために種々の方法が検討されているが，Lund-Mackay systemによるCT画像スコアリングが推奨される。

4. 上顎洞穿刺検査

鼻漏などの鼻症状が3か月以上持続しており，X線検査で上顎洞に陰影を認めるものに診断の補助として上顎洞穿刺検査が行われる。患者を坐位にし，下鼻道側壁，特に下鼻甲介付着部付近を表面麻酔し，下鼻道から探膿針を用いて上顎洞を穿刺する。探膿針のピストンを引き，粘液性あるいは粘膿性の分泌物が証明されれば慢性上顎洞炎があることが推定できる。

5. 細菌検査

慢性副鼻腔炎からの検出菌をみると，黄色ブドウ球菌，インフルエンザ菌，肺炎球菌，その他のグラム陰性桿菌が主なものであるが嫌気性菌にも注意を払う必要がある[1]。実際にはこれらの細菌が2種あるいはそれ以上の混合感染として検出されることも少なくない。

6. その他

各洞の自然口を消息子あるいは洗浄管を用いて，自然口の開口状態や洞内分泌物貯留の有無を検討し，診断の一助にする場合がある。

7. 病理組織像

正常の副鼻腔粘膜は薄く，多列線毛上皮で杯細胞が散在し，粘膜下組織はわずかな結合組織，腺組織，血管よりなっている。慢性副鼻腔炎における副鼻腔粘膜の病理分類はManasseの分類[6]が用いられている。すなわち，浮腫型，浸潤型（肉芽型），線維型，混合型である。

7-1. 浮腫型

肉眼的所見としては，粘膜の浮腫，腫脹，嚢胞およびポリープ形成などが特徴である。病理組織学的所見では，上皮下の固有層の結合組織は粗になっており，浮腫の所見が著しい。気管支喘息が関係するものでは好酸球の浸潤が多数みられる。

7-2. 浸潤型（肉芽型）

肉眼的所見では粘膜の腫脹・肥厚がみられ，粘膜の色調は灰白赤色または暗赤色で，表面は肉芽状あるいはビロード状を呈するものが多い。病理組織学的所見では上皮層にも細胞浸潤が認められ，上皮細胞の脱落や化生などの所見も認められる。固有層の細胞浸潤は著明であり，上皮直下から深層部に及ぶ。細胞浸潤の種類はリンパ球，形質細胞を主体として，好中球を混じ，好酸球，肥満細胞などもみられる。しばしば，リンパ濾胞の形成をみる。血管の新生があり，その拡張，充血も著しい。腺組織の増殖がみられる。深層部には結合織の増殖が認められる。

7-3. 線維型

上皮細胞の変化が軽度のものから脱落,化生のみられる高度のものまで種々あるが,上皮下層には結合組織の増殖が強く,細胞間隙に乏しい。線維はしばしば束状をなし,波状・渦状に走行する。血管の新生は浸潤型のように強くないが,壁の線維性肥厚が認められる。腺組織の増殖もみられるが,退行性変性を示すものがある。

7-4. 混合型

本型は上記3病型の混在したものである。すなわち,浮腫に円形細胞浸潤が加わり,多少にかかわらず血管の拡張,充血と結合組織の線維性増殖を伴うものである。

8. 鑑別診断すべき疾患と鑑別のポイント

急性副鼻腔炎との鑑別を問診と鼻内所見で行う。大きな鼻茸の併発は一般に手術適応と考えてよいが,アスピリン喘息を合併する慢性副鼻腔炎に伴うことがある。一側性ないし左右差が大きい病変のときは上顎洞癌,副鼻腔乳頭腫などの腫瘍性病変,また副鼻腔真菌症などとの鑑別を必要とする場合がある。鑑別診断には,鼻内所見,画像検査所見,生検による組織診断などが重要である。腫瘍性病変や副鼻腔真菌症が疑われる場合は積極的に試験開洞を行って確かめることが必要である。

■参考文献■

1) 黒野祐一,他.アレルギー性副鼻腔炎の概念と発症機序.ENTONI Vol.17,洲崎春海(編),pp12-17,全日本出版会,東京,2002.
2) deShazo RD, et al. Diagnosis criteria for allergic fungal sinusitis. J Allergy Clin Immunol 1995;96:24-35.
3) 春名眞一,他.好酸球性副鼻腔炎(Eosinophilic sinusitis).耳展 2001;44:195-201.
4) 伊藤博隆,他.耳鼻咽喉科感染症.1)起炎菌の変貌.化療の領域 1993;9:35-9.
5) 星野知之.急性副鼻腔炎.臨床耳鼻咽喉科学3,鼻科編,澤木修二,他(編),pp161-170,中外医学社,東京,1977.
6) Manasse P. Die pathologishe Anatomie des Nebenhöhleneiterungen. Z. f. Hals-Nasen und Ohrenheilkunde 1923;4:473-89.

第6章 治　療

総論

　副鼻腔炎は罹病期間と病態によって異なる幾つかの分類がなされている．加えて，保存的治療を選択するか手術を選ぶかについては，その適応以外に患者本人が外科的治療を望むか否かといった選択肢が残されている．耳鼻咽喉科専門医による保存的治療は鼻処置や副鼻腔自然口開大処置にネブライザー療法を合わせて行い（表11），薬物療法も加えられることが日常的である．内科や小児科での副鼻腔炎の保存的治療はこれら処置がなく薬物療法が主体である．

1. 薬物療法

　病期ならびに罹病期間からの治療選択は大別して急性副鼻腔炎と慢性副鼻腔炎として取り扱われる．急性副鼻腔炎のごく初期病態としてウイルス感染（感冒）があるとされているが，一般的には感冒の対症療法が行われている．急性化膿性副鼻腔炎では，小児と成人の別なく肺炎球菌やインフルエンザ菌が起炎菌と考えられている[1)2)]．急性副鼻腔炎の第一選択抗菌薬としては，抗菌スペクトラムと組織移行性などから，アモキシシリン，アンピシリンが妥当で，投薬期間については一定の見解がないが，2週間以内が望ましい．その他第二世代セフェム系抗菌薬，マクロライド系抗菌薬が副鼻腔炎を適応症としている．ペニシリン耐性菌に対しては，合成ペニシリン製剤が，ペニシリンアレルギーの場合にはマクロライド系抗菌薬やニューキノロン系抗菌薬が用いられる．

　慢性副鼻腔炎では急性増悪を除いては細菌感染の関与は明確でないことが多い[3)4)]．わが国では12週程度の14員環マクロライドの少量長期投与療法（マクロライド療法）が有効との報告が多いが[5)～8)]，鼻茸などで中鼻道自然口ルートが高度に閉塞されている副鼻腔炎ではマクロライドの有効性が低いとされている[9)]．合わせて気道粘液調整薬や気道粘液溶解薬が投与されることが多いが，単独投与では明確なエビデンスは得られていない．

表11　診療報酬で認められている耳鼻咽喉科処置（2007年7月現在）

鼻処置	鼻吸引，鼻洗浄が含まれる
副鼻腔自然口開大処置	急性副鼻腔炎ならびに慢性副鼻腔炎の患者に対して，副鼻腔の換気・排液ならびにネブライザー効果の増大を目的として行う
副鼻腔洗浄	副鼻腔炎治療用カテーテルによる場合 副鼻腔炎の分泌物吸引処置
上顎洞穿刺	処置と検査の項目がある

2. 処置・局所療法

　副鼻腔炎の成因として副鼻腔自然口が閉塞して，換気障害や気道液の排液障害が存在すると考えられている。そのために中鼻道を中心とする中鼻道自然口ルートを開大することは重要な治療行為である。特に副鼻腔自然口開大処置は，局所麻酔薬（塩酸リドカイン）とエピネフィリンを用い，副鼻腔自然口周辺粘膜の炎症性腫脹を軽減する処置を総称し，その結果，中鼻道に存在する粘液の吸引（副鼻腔洗浄も含む）が容易となる。ネブライザーを引き続き実施することで薬液の到達が促進される。したがって，大きな鼻茸の存在は副鼻腔自然口開大処置の適応ではない。ネブライザー薬液としては唯一塩酸セフメノキシムが認められているが，アミノ配糖体抗菌薬の使用も多い[10]。

　生理的食塩水や各種薬液を用いた副鼻腔洗浄も有効性が報告されている。特に近年，副鼻腔炎治療用カテーテル（YAMIK）洗浄管による洗浄が効果的であるとされているが[11]，他の保存的治療との比較検討が必要である。

　処置の延長線上にあるものとして上顎洞穿刺がある。探膿針による上顎洞穿刺排膿ならびに洗浄と治療目的としての薬液注入が可能で，急性期が適応となる。耳鼻咽喉科専門処置として重要で，強い三叉神経刺激症状などの緊急避難的処置として，また起炎菌決定の検査としても用いられる。

3. 手術療法

　一般的に上に示した保存的治療に抵抗するもの，中鼻道自然口ルートに鼻茸など高度病変を認める症例（薬剤療法非適応例）とマクロライド療法無効例と考えられる症例，眼窩内膿瘍などの重篤な合併症を認める副鼻腔炎症例，上顎洞性後鼻孔鼻茸を認める症例などは手術の適応となる。

　手術は外来でも可能な鼻茸摘出術や内視鏡下副鼻腔手術，入院が前提である副鼻腔根本術など種々の術式がある。何よりも重要なことは，術式ごとに異なる治療効果を患者によく説明することである。多くの手術で術後経過観察や投薬が必要となる。緩解なのか全治なのか手術の目的を明確に説明しなければならない。

■参考文献■

1) 山中　昇. 変貌する急性感染症と新治療戦略. pp36-40, 2003.
2) Brook I. Bacterial interference in the nasopharynx and nasal cavity of sinusitis prone and non-sinusitis prone children. Acta Otolaryngol 1999；119：826-32.
3) 馬場駿吉, 他. 中耳炎・副鼻腔炎臨床分離菌全国サーベイランス. 日耳鼻感染症誌1996；14：70-83.
4) Wald ER. Microbiology of acute and chronic sinusitis in children. J Allergy Clin Immunol 1992；90：452-6.
5) 石田達也, 他. 慢性副鼻腔炎とロキシスロマイシン療法. 耳鼻臨床1994；87：569-78.
6) 平賀　智. 慢性副鼻腔炎へのクラリスロマイシンの効果. 耳鼻臨床1993；86：609-13.
7) 平野浩二, 他. 慢性副鼻腔炎におけるニューマクロライドの有効例. 無効例の検討. 耳展1995；（補3）：251-7.
8) 市村恵一. アンケート調査からみたマクロライド少量長期投与の実態. JOHNS 1996；12：221-7.
9) 飯野ゆき子, 他. マクロライド療法の有効性と副鼻腔粘膜病理. 耳展 1995；（補3）：269-73.
10) 馬場駿吉, 他. 副鼻腔炎におけるCMX鼻科用剤ネブライザー噴霧吸入療法による薬効評価. 耳鼻

1995 ; 41 : 192-217.
11) Kozlov V, et al. Diagnosis and treatment of sinusitis by YAMIK sinus catheters. Rhinology 1996 ; 34 : 123-4.

各論

I 薬物療法

1. 抗菌薬

1-1. 抗菌薬の正しい選択と使用法

1-1-a. 抗菌力
殺菌力の強いペニシリンを第一選択とする。除菌すれば耐性菌出現の確率は低くなる。成人急性副鼻腔炎の研究では細菌学的な治癒率を比較することで抗菌薬治療の有効性が示されている[1]。このような研究の知見からは，適切な抗菌スペクトラムを有する抗菌薬を十分な量で投与すれば，副鼻腔の細菌を減少あるいは消失させるうえで高い有効性が得られるとしている。しかしながら抗菌スペクトラムが十分でないか，投与量が不十分であればそのような有効性は得られない（表12）。

1-1-b. 組織移行性
キノロン，マクロライド系抗菌薬は組織移行性が良好であるが，β-ラクタム系抗菌薬（ペニシリン，セフェム）は比較的不良である。したがって，耐性菌感染が疑われる場合に，β-ラクタム系抗菌薬を使用する際には増量する必要がある。

1-1-c. 抗菌薬の体内動態（PK/PD）
β-ラクタム系抗菌薬および14員環マクロライド（エリスロマイシン，クラリスロマイシン，ロキシスロマイシン）は時間依存性であり，抗菌薬濃度が起炎菌のMIC（最小発育阻止濃度）より高い時間（time above MIC：TAM）が重要である。すなわち，一日3回投与であればTAMが4時間以上維持されなければ効果は期待できない。一方，キノロン系抗菌薬，アジスロマイシンは濃度依存性抗菌薬であり，投与回数ではなく，血中濃度が高いほど強い抗菌力が期待できる。したがって，耐性菌感染症に対してβ-ラクタム系抗菌薬を使用する場合には，TAMを4時間以上に維持できるような投与量（常用量の1.5倍〜倍量が必要）および投与回数（ペニシリンで2回以上，セフェムで3回以上）が必要である。キノロン系抗菌薬を使用する場合には，複数回投与するよりは同量を1回で投与し，血中濃度を上げる投与法がより有効性を期待できる。

表12 成人の急性副鼻腔炎における細菌学的治癒率の比較（副鼻腔穿刺により判定）[2]

抗菌薬濃度とMICとの関係	細菌学的治癒数（％）
抗菌薬濃度≧原因菌のMIC	19/21（90）
抗菌薬濃度＜原因菌のMIC	15/33（45）
適切な抗菌薬と用量を投与	278/300（93）
至適用量以下で投与	53/76（70）

MICは最小発育阻止濃度

1-1-d. 臨床効果の判定時期と治療の変更

急性副鼻腔炎の治療では，治療開始3日〜5日後，10〜12日後において治療効果の判定を的確に行い，無効であれば治療を変更することが重要である。

1-2. 急性副鼻腔炎の抗菌薬治療

抗菌薬治療において選択の根拠となる情報としては，小児，成人における急性副鼻腔炎の起炎菌の頻度，それぞれの菌種における耐性株の頻度，自然に改善する比率が重要である。起炎菌の頻度および耐性菌の検出率に関しては，「起炎微生物検査」の項で詳述するが，小児では，肺炎球菌が約30％，インフルエンザ菌が約40％，モラクセラ・カタラーリスが約20％である[3)〜5)]。成人では，肺炎球菌が約30％，インフルエンザ菌が約20％，モラクセラ・カタラーリスが約6％，その他の細菌が50％を占める[3)]。これらの細菌の耐性化が急速に進んでおり，肺炎球菌では60〜90％が薬剤耐性菌（PISP＋PRSP）となっており，インフルエンザ菌ではその25〜50％がペニシリン耐性菌（β-ラクタマーゼ非産生アンピシリン耐性，BLNAR）となっている[3)5)]。さらにモラクセラ・カタラーリスではその約95％がβ-ラクタマーゼ産生ペニシリン耐性菌となっている。したがって，急性副鼻腔炎の治療を行う際に，これらの耐性菌の頻度と抗菌薬の感受性を念頭に置いて治療選択を行わなければならない。

1-2-a. 抗菌薬の副鼻腔起炎菌に対する抗菌活性

(1) 肺炎球菌に対する抗菌活性

2004年の全国サーベイランス[3)]では，β-ラクタム系抗菌薬ではアモキシシリン（AMPC）やクラブロン酸アモキシシリン（AMPC/CVA）はアンピシリン（ABPC）やアンピシリン・スルバクタム（ABPC/SBT）より1管ほど良好であり，セフジトレン・ピボキシル（CDTR-PI），セフカペン・ピボキシル（CFPN-PI）も良好である。しかし，ペニシリン耐性菌が増加しているため，高用量（1.5倍〜2倍）を使用する必要がある。マクロライド系抗菌薬やミノサイクリンは耐性化が進んでおり有効性は低い。一方，キノロン系抗菌薬は抗菌活性が比較的良好であり，特にガチフロキサシン（GFLX）は有効であるが，GFLXは現時点では小児に適応となっていない。副作用として，GFLXは耐糖能の異常が報告されているので，問診において基礎疾患の有無などを十分に聞き，慎重な使用が望まれる。注射薬ではセフェム系のセフトリアキソン（CTRX）やカルバペネム系のパニペネム（PAPM）やメロペネム（MEPM）の有用性が高い。

(2) インフルエンザ菌に対する抗菌活性

ペニシリン系抗菌薬では，アンピシリンがアモキシシリンよりやや良好であるが，MICからみると高用量が必要である。セフェム系抗菌薬ではセフジトレン・ピボキシルやセフカペン・ピボキシルが良好であり，さらにキノロン系抗菌薬のレボフロキサシンの抗菌活性は極めて良い。ミノマイシン®はインフルエンザ菌に対するMICは良好であるが，小児における使用では歯芽への色素沈着などに注意が必要である。注射薬では，セフトリアキソンやメロペネムは有用性が高い。

(3) モラクセラ・カタラーリスに対する抗菌活性

本菌の病原性は弱いが，その約95％がβ-ラクタマーゼを産生するため他の病原菌と混合

感染するとペニシリンやセフェムなどのβ-ラクタム薬を不活化してしまい，いわゆる間接病原菌（indirect pathogen）として重要である。抗菌薬としてはβ-ラクタマーゼに安定なものであれば有効である。

1-2-b．成人における急性副鼻腔炎に対する抗菌薬治療

急性副鼻腔炎の起炎菌を検索することが原則であるが，日常臨床においてすべての症例に対して細菌検査を行うのは難しい。したがって抗菌薬は感染部位において最も考えられる起炎菌を標的として投与する経験的な治療が行われる。この際に，症状および鼻内所見による重症度（軽症か中等症以上）の診断と，耐性菌・難治性のリスクファクターの情報が有用である。すなわち，

　a）65歳以上の高齢者，b）慢性肺疾患，腎疾患，糖尿病，などの基礎疾患を有している，c）感染を繰り返している，d）1か月以内に抗菌薬の投与を受けている，以上のいずれかの条件を有している場合には，難治化しやすい耐性菌感染症として治療することが望ましい[6]。

したがって成人における急性副鼻腔炎に対する抗菌薬治療は，重症度，耐性菌あるいは耐性菌リスクファクターの有無により，以下のような選択が推奨される。

(1)「軽症，耐性菌（−）または耐性菌のリスクファクターなし」：アモキシシリンの常用量が第一選択と考えられる。セフジトレン，セフカペンの常用量も有効と考えられる。ペニシリンアレルギー患者に対してはマクロライド系抗菌薬を用いる。

(2)「軽症，耐性菌（＋）または耐性菌リスクファクターあり」または「中等症以上，耐性菌（−）または耐性菌リスクファクターなし」：アモキシシリンの高用量あるいはアモキシシリン・クラブロン酸合剤の常用量が推奨される。レボフロキサシン，ガチフロキサシンなどのキノロン系抗菌薬も有効性が高い。セフジトレンやセフカペンを使用する場合には増量投与が望ましい。

(3)「中等症以上，耐性菌（＋）または耐性菌のリスクファクターあり」：レボフロキサシン，ガチフロキサシンなどのキノロン系抗菌薬あるいはアモキシシリン・クラブロン酸合剤の高用量が推奨される。キノロン系抗菌薬の抗菌活性は用量依存性であるので，投与回数ではなく1回の投与量を多くすることが重要である。

(4)「経口抗菌薬治療無効例」：注射薬を使用する。すなわち，アンピシリン，セフトリアキソンなどが推奨される。セフトリアキソンは半減期が長く，一日1回の投与で済むため，外来的な注射抗菌薬治療が可能である（OPAT：outpatient parenteral antimicrobial therapy）。肺炎球菌による重症副鼻腔炎に対しては，カルバペネム系抗菌薬の有効性が高い。

(5)「急性副鼻腔炎反復例」：初回急性感染と同様の治療を行う。このような患者には，解剖学的異常，異物，歯性などの特殊な危険因子を有するかどうか検討しなければならない。

1-2-c．小児における急性副鼻腔炎の抗菌薬治療

小児における急性副鼻腔炎に対する抗菌薬の有効性については，多くのエビデンスがある。すなわち，臨床的，画像診断上も急性細菌性副鼻腔炎と診断された小児の治療で，抗菌薬治療とプラセボ群で比較した研究では，抗菌薬治療を行った小児ではプラセボ群よりもより早く治癒していた[7]。治療3日目には，抗菌薬を投与された小児の83％が治癒・改善しており，これらに対してプラセボ群では51％であった（抗菌薬治療を行った小児の45％が治癒［気道症状の完全治癒］しており，プラセボ群では11％であった）。そして治療10日目には抗菌薬治療を受けた小児の79％が治

癒もしくは改善しており，プラセボ群では60％であった。約50％～60％の小児が抗菌薬を使用することなく徐々に改善するのであるが，さらに20％～30％は適切な抗菌薬を投与された小児に比べて実際には改善が遅延していることが報告されている。

小児の急性副鼻腔炎の治療選択において，症状および鼻内所見による重症度の診断と難治化・耐性菌のリスクファクターの情報が有用である。すなわち，

　a）2歳未満の乳幼児，b）集団保育児，c）感染を繰り返している，d）1か月以内に抗菌薬の投与を受けている，以上のいずれかの条件を有している場合には，鼻咽腔に薬剤耐性菌が検出される頻度が高いことが報告され[8)9)]，薬剤耐性菌による副鼻腔炎の可能性が高い。

したがって小児急性副鼻腔炎に対する抗菌薬治療は，重症度，耐性菌あるいは耐性菌リスクファクターの有無により，以下のような選択が推奨される。

(1)「**軽症，耐性菌（−）または耐性菌のリスクファクターなし**」：アモキシシリンの常用量が第一選択と考えられる。セフジトレン，セフカペンの常用量も有効と考えられる。ペニシリンアレルギー患者に対してはマクロライド系抗菌薬を用いる。

(2)「**軽症，耐性菌（＋）または耐性菌リスクファクターあり**」または「**中等症以上，耐性菌（−）または耐性菌リスクファクターなし**」：アモキシシリンの高用量あるいはアモキシシリン・クラブロン酸合剤の常用量が推奨される。セフジトレンやセフカペンを使用する場合には増量投与が望ましい。

(3)「**中等症以上，耐性菌（＋）または耐性菌のリスクファクターあり**」：アモキシシリンの高用量，アモキシシリン・クラブロン酸合剤の高用量が推奨される。セフジトレンやセフカペンの高用量も有効性が期待できる。耐性肺炎球菌に対してマクロライド系抗菌薬やミノマイシン®の有効性は低い。

(4)「**経口抗菌薬治療無効例**」：注射薬を使用する。すなわち，アンピシリン，セフトリアキソンなどが推奨される。肺炎球菌による重症副鼻腔炎に対しては，カルバペネム系抗菌薬の有効性が高い。

(5)「**急性副鼻腔炎反復例**」：初回急性感染と同様の治療を行うべきである。このような患者には，起炎菌に対する低免疫能など宿主の要因も検討しなければならない。

■参考文献■

1) Lindberg S. Morphological and functional studies of the mucociliary system during infections of the upper airways. Arch Otolaryngol (Stockh) 1994；515 (Suppl)：22-5.
2) Gwaltney JM Jr. Acute community-acquired sinusitis. Clin Infect Dis 1996；23：1209-23.
3) 西村忠郎，他．第3回耳鼻咽喉科領域感染症臨床分離菌全国サーベイランス結果報告．日耳鼻感染症研会誌　2004；22(2)：12-23.
4) 宇田川優子，他．小児鼻・副鼻腔炎の細菌学的検討．小児耳 1996；17：48-51.
5) 工藤典代．鼻副鼻腔炎．小児鼻副鼻腔炎の治療の実際，山中　昇・横田俊平編，薬剤耐性菌による上気道・下気道感染症に対する治療戦略 pp70-79, 金原出版，東京，2002．
6) 日本呼吸器学会．呼吸器感染症に関するガイドライン，成人急性気道感染症診療の基本的な考え方，2003．
7) Wald ER, et al. Comparative effectiveness of amoxicillin and amoxicillin-clavulanate potassium in acute paranasal sinus infections in children：a double-blind, placebo-controlled trial. Pediatrics 1986；77：795-800.

8) Hotomi M, et al. Factors associated with clinical outcomes in acute otitis media. Ann Otol Rhinol Laryngol 2004；113：846-52.
9) Hotomi M, et al. Treatment and outcome of severe and non-severe acute otitis media. Eur J Pediatr 2005；164：3-8.

2．マクロライド療法

2-1．治療法導入の経緯

慢性副鼻腔炎に対する14員環マクロライドの少量長期投与療法（マクロライド療法）は，わが国で開発された治療法である。下気道の難治性慢性炎症性疾患であるびまん性汎細気管支炎（diffuse panbronchiolitis：DPB）に対してエリスロマイシン少量長期投与療法が工藤ら[1]（1984年）によって行われ，その有効性が明らかになった。DPBは副鼻腔気管支症候群のsubtypeであり，高率に慢性副鼻腔炎を併発することから，DPB症例に併発する慢性副鼻腔炎においてエリスロマイシン少量長期投与療法の効果が検討され，その有効性が報告された（1990年）[2]。これらの検討結果に基づいて下気道病変の併発の有無にかかわらず慢性副鼻腔炎に対してマクロライド療法が応用され，本療法のすぐれた臨床効果が多くの研究により確認されてきた[3,4]。

2-2．臨床効果

マクロライド療法の臨床効果については60〜80％の有効率が報告されており[5]，鼻粘膜の腫脹に対する効果と比較して，鼻漏や後鼻漏の量や性状に対する効果が優れている。すなわち，マクロライド療法は鼻漏，後鼻漏の症状が持続的にある過分泌タイプの症例に対してより有効性がある。既に副鼻腔根本手術などの手術療法を受けている例で，抗菌薬などの投与で一時的に鼻症状が改善しても，投与を中止すると症状がまたもとに戻るなど自覚症状のコントロールが困難な症例にも有用である。本療法の鼻茸に対する効果は，著効例では鼻茸が著しく縮小する例も認められるが，多くの症例では鼻茸が消失するまでに至ることは少ない。

2-3．作用機序

マクロライド療法は臨床的有効性の認識が先行しており，作用機序に関する理論構築が後を追って検討されている。DPB症例と同様に慢性副鼻腔炎症例においても，マクロライドに感受性のない菌が検出されているような症例にも有効であり，かつその菌の消失をみる場合があることなどにより，本療法の有効性は細菌に対する直接的な殺菌・除菌といった単なる抗菌作用ではないと考えられている。エリスロマイシンをはじめとするマクロライドは好中球やマクロファージの細胞内に細胞外濃度の10〜20倍の高濃度で取り込まれることが知られており，ペニシリン系やセフェム系などのβ-ラクタム薬との相違点となっている[6]。このことはマイコプラズマなどの細胞内寄生細菌にも効果を現す要因となるばかりでなく，マクロライドが炎症・免疫担当細胞の機能にも何らかの影響をもつことが考えられる。

最近の研究によって，次のようなマクロライドの新作用が明らかになってきた[7]。すなわち，マクロライドは気道上皮細胞や鼻腺細胞に働いて，イオンチャンネルに関係して水分の分泌を抑制し

たり，腺細胞や杯細胞からのムチン産生を抑制したりして気道の病的分泌を調整する作用がある。また，炎症局所における上皮細胞や浸潤細胞からのサイトカインや接着分子の産生を調節する作用がある。なかでも，マクロライドにみられる好中球の浸潤，集積に対する抑制効果は，IL-8の産生抑制作用，血管内皮細胞への接着分子の発現抑制やIL-1β，TNF-αなどの炎症性サイトカインの産生抑制によることが明らかになっている。このような作用により，好中球をはじめ炎症細胞の長期にわたる病巣への集積を防止し，その結果，好中球などからの生理活性物質やスーパーオキサイドの産生を抑制して炎症を軽快させることが考えられる。さらに，マクロライドは，炎症病巣に密接に関係するマクロファージやリンパ球に対しても分化や機能面で幾つかの調節作用を示すことが知られている。また，バイオフィルム形成抑制作用，グルココルチコイド産生増強作用，細胞外マトリックス分解酵素産生抑制作用も報告されている。14員環マクロライドで認められるこれらの作用は，16員環マクロライドでは認められない。マクロライド療法の有効性は，マクロライド本来の抗菌作用ではなく，抗炎症作用，免疫調節作用，粘液過剰分泌抑制作用などによると考えられている。

2-4．慢性副鼻腔炎に対するマクロライド療法の要点

マクロライド新作用研究会で作成された慢性副鼻腔炎に対するマクロライド療法のガイドライン（試案）[8]に基づいたマクロライド療法を行う際の要点を**表13**に示す。14員環マクロライド系抗菌薬（エリスロマイシン，ロキシスロマイシン，クラリスロマイシン）の投与量は原則として常用量の半量とする。ただし，以下の投与法も念頭に置く。鼻漏の性状に膿性成分の多いなど臨床症状が強い場合には常用量で投与を開始し，経過をみながら半量に切り換える。急性増悪時には常用量に切り換えるか，あるいは他の抗菌薬に変更する。比較的短期間でも明らかな効果が認められれば

表13　マクロライド療法の要点

使用薬剤	14員環マクロライド系抗菌薬（エリスロマイシン，ロキシスロマイシン，クラリスロマイシン）
適応となる副鼻腔炎のタイプ	過分泌症状が顕著な慢性副鼻腔炎および手術療法後の慢性副鼻腔炎
一日投与量	原則として常用量の半量とする。ただし，以下のような投与法も念頭に置く 1) 臨床症状が強い場合には常用量で投与を開始し，経過をみながら半量に切り換える 2) 急性増悪時には常用量に切り換える。あるいは他の抗菌薬に変更する
投与期間	原則として3か月を目安とする 十分な改善が得られた場合には，いったん投与を中止して経過を観察する
効果判定	原則として自覚症状の改善を重視する X線所見とはズレが生じることも多い
再投与	再投与しても，前回投与期と同様の効果が得られる
効果不十分な病態	1) I型アレルギー性炎症が主体である症例 2) 気管支喘息を合併している症例 3) 中鼻道が高度に閉塞している症例 4) 大きな鼻茸を有する症例 5) 長期投与中に急性増悪を生じた症例
他の治療法との併用	内視鏡下副鼻腔手術，YAMIKカテーテル法，副鼻腔洗浄療法などを症例に応じて組み合わせると，マクロライド療法の有効性が高まる
臨床上の留意点	抗アレルギー薬など，他剤と併用する際には薬物相互作用に留意する

その時点で効果を判定して投与終了としてよい。長期投与の効果判定時期は，3か月を目安とする。3か月間の投与で無効な症例は速やかに他の治療法に変更する。Ⅰ型アレルギーが主体である症例，気管支喘息を合併する症例，中鼻道が高度に閉塞している症例，大きな鼻茸がある症例，投与中に急性増悪を生じた症例ではマクロライド療法の効果が不十分であるので，手術などの適切な治療法の追加，あるいは治療法の変更が必要である。画一的に漫然とした長期投与を行うことは避けなければならない。小児の副鼻腔炎に対してもマクロライド療法は有効であるが，小児ではアデノイドによる換気障害や鼻汁の排泄障害が起こりやすく，また反復する扁桃炎やⅠ型アレルギーの影響も考えられる。したがって，小児の副鼻腔炎は症状の変動が激しく，細菌感染の関与することが多いので，このような場合はマクロライド療法に固執することなく他の抗菌薬に切り換えたほうがよい場合がある。マクロライド療法に内視鏡下副鼻腔手術，副鼻腔洗浄療法などを症例に応じて併用することにより，さらに有効性を高めることができる。手術療法の立場からも，マクロライド療法を併用することにより，術後経過が良好となる。

2-5. 副作用

副作用はおおむね数パーセント以内と報告されており，胃腸障害，肝機能異常などが主なもので，現在のところ重篤な副作用は報告されていない。しかしながら，長期投与に際しては副作用発生に十分な注意を払う必要がある。マクロライドは抗アレルギー薬や気管支拡張薬などと薬剤相互作用があることがあるので注意しなければならない。画一的に漫然とした長期投与を行うことは細菌の薬剤耐性の問題もあるので避けなければならない。

■参考文献■

1) 工藤翔二，他．びまん性汎細気管支炎に対するマクロライド系抗生剤の少量長期投与の臨床効果．日胸疾患会誌 1984；22(増)：254.
2) 洲崎春海，他．Symposium；エリスロマイシンはなぜびまん性汎細気管支炎に効くのか―びまん性汎細気管支炎に併発する慢性副鼻腔炎に対する効果―．Therapeutic Research 1999；11：29-31.
3) 洲崎春海．慢性副鼻腔炎へのマクロライド療法の応用の開始と現状．JOHNS 1996；12：213-20.
4) 大山　勝，他：副鼻腔炎に対するマクロライド療法の現状．耳鼻臨床 1999；92：571-82.
5) European position paper on rhinosinusitis and nasal polyp：Long-term treatment with antibiotics in chronic rhinosinusitis, Rhinology 2005；supplement 18：34-5.
6) Porkesch RC, et al. Antibiotic entry into human polymorphonuclear leukocytes. Antimicrob Agents Chemother 1982；21：373-80.
7) 洲崎春海．マクロライド系抗菌薬少量長期投与　耳鼻咽喉科―慢性副鼻腔炎．感染と抗菌薬 1999；2：3：255-61.
8) 羽柴基之，他．慢性副鼻腔炎に対するマクロライド療法のガイドライン(試案)．Jpn J Antibiot 1998；51(S-A)：86-9.

3. 気道疾患治療薬（気道粘液調整薬，気道粘液溶解薬）

カルボシステインは呼吸器疾患における去痰薬として広く使用されており，薬理作用の主なものとして，気道粘液構成成分を調整し粘液の粘稠度を低下させる作用，また線毛の短縮・消失の抑制，粘液貯留，粘膜肥厚の抑制により気道粘膜の正常化をはかる作用が知られている[1〜4]。これらの

作用から慢性副鼻腔炎の治療薬としても効果が期待できる。実際，カルボシステインとL-システインエチル酸塩およびプラセボを用いた慢性副鼻腔炎に対する二重盲検比較試験の結果では，X線所見改善度こそ有意差がないものの自覚症状，他覚所見および有用性においてカルボシステインはL-システインエチル酸塩に比べて有意に優れている[5]。

4．消炎酵素薬

　塩化リゾチームは卵白より抽出されたムコ多糖分解酵素であり，抗菌・抗ウイルス作用，抗菌薬の効果増強作用，粘・膿液分解作用，浮腫・腫脹の抑制作用，抗炎症作用，止血作用などの薬理作用を有する。人において塩化リゾチームは鼻・副鼻腔粘膜にも存在する。上記薬理作用により以前から慢性副鼻腔炎の保存的治療として使用されている。二重盲検法により慢性副鼻腔炎に対する保存的療法薬としての効用についての研究結果が報告されている。常用量2～4週投与でプラセボ群に比して自覚症状改善度で優れた傾向を示した。

　一日大量投与（300mg/日）では全般改善度がプラセボ群に比して有意に優れ，自覚症状では鼻閉に対して特に有効である[6]。また，他覚的所見では鼻漏性状がサラサラしたものとなり，後鼻漏にもよい効果がある[7]。

　セラペプターゼはセラチア属細菌から製した蛋白分解酵素であり，血管透過性の亢進を抑制する報告[8]もあり抗炎症作用を裏付ける基礎データもある。慢性副鼻腔炎の保存的療法に対する二重盲検法による検討では慢性副鼻腔炎患者を対象に，セラペプターゼ一日30mgを6週間投与した結果，本剤投与群がプラセボ投与群に比して全般的改善度および全般的有用度で有意に優れていたという報告がある[9]。

5．抗アレルギー薬

　慢性副鼻腔炎に対するヒスタミンH_1受容体拮抗薬の有効性に関しては，現在までのところ二重盲検法による検討が行われていないため，その臨床的有用性に関する明確なエビデンスはない。したがって，慢性副鼻腔炎に対するヒスタミンH_1受容体拮抗薬の使用に関しては一般的には推奨されてはいない[10]。また，抗ロイコトリエン薬においてはアスピリン喘息合併例で自覚症状および鼻茸の縮小を認めた報告がある[11]が二重盲検法による厳密な検討が行われていないため，その有用性は不明な点が少なくない。

6．副腎皮質ステロイド薬

　副腎皮質ステロイド薬はアレルギー性鼻炎および鼻茸，気管支喘息などの上・下気道病変の治療に使用されその有用性が認められている。副腎皮質ステロイド薬は局所への好酸球の浸潤を減少させ，その生存率や活性化を抑制するため，特に好酸球浸潤のみられる症例に対しては有効である。副腎皮質ステロイド薬の抗炎症効果はアレルギー性炎症のみならず例えば感染性の非アレルギー性炎症に対しても期待できる[12]ので，欧米では慢性副鼻腔炎の保存的治療に際しても応用されてい

る[13]。鼻用副腎皮質ステロイド薬の有効性に関する検討では，鼻茸を伴わない急性，反復性副鼻腔炎に対しては臨床症状の改善は有意差があるものの画像所見上の有意な改善は認められない[14]～[19]。鼻茸を伴わない慢性副鼻腔炎では症状の有意な改善を認める報告が多く，また鼻腔通気度，粘液線毛輸送機能の改善，画像所見の改善，自然口開存度の改善を認める報告もある[20]～[24]。鼻茸を伴う慢性副鼻腔炎では鼻症状の有意な改善とnasal peak flowの有意な改善を認め，さらに鼻茸に対しても有効であるとの報告が多い[25]～[35]。術後鼻茸再発予防に対する有効性も報告されている[36]～[39]。反復性副鼻腔炎に対する予防的投与に関しては有効であるという報告[40]と有効ではないという報告に分かれる[41]が，報告が少なく検討の余地がある。以上は鼻用副腎皮質ステロイド薬の使用に対する報告であるが，局所投与ほど多くはないものの全身投与で鼻茸を伴う慢性副鼻腔炎に対する検討が行われており，鼻症状の改善と鼻茸の縮小を認めている[42]～[45]。慢性副鼻腔炎に対して使用する副腎皮質ステロイド薬は，使用する副腎皮質ステロイド薬の種類，対象，投与期間，投与法などに対する検討を今後続けていく必要があるが，その有用性が期待される治療薬である。

7. 漢方薬

慢性副鼻腔炎に対して使用されている漢方薬は，葛根湯加川芎辛夷（かっこんとうかせんきゅうしんい），荊芥連翹湯（けいがいれんぎょうとう），辛夷清肺湯（しんいせいはいとう）が多く使用されている報告があるが[46]～[48]，二重盲検法による検討が行われていないため，その臨床的有用性に関する明確なエビデンスはない。また，その作用機序に関しては低下している粘液線毛輸送機能の改善作用[47]が報告されているが不明な点が少なくない。

■参考文献■

1) Degand P. Effect of S-carboxy-methylcysteine in bronchial sectretion. Bull Physio-pathol Respir 1973；9：462-3.
2) Aylward MA. Between-patient, double blind comparison of S-carboxymethylcysteine and bromhexine in chronic obstructive bronchitis. Curr Med Res Opin 1973；1：219-27.
3) 原 三郎．亜硫酸ガスによるラットの実験的気管支障害に対するS-carboxymethylcysteineの治療効果に関する研究．基礎と臨床1979；13：1974-88.
4) Quevauviller A. Pharmakodynamik und Wirkungsmechanismus eines neuen Mukore gulans：S-carboxy-methyl-L Cystein. Therapiewoche 1976；26：8244-55.
5) 馬場駿吉，他．慢性副鼻腔炎に対するカルボシステインの薬効評価—L-システインエチル塩酸塩との二重盲検比較試験成績—．耳鼻1988；34：33～47.
6) 高橋 良，他．慢性副鼻腔炎に対する塩化リゾチームの治療効果—二重盲検による検討—．耳展 1974；17：731～43.
7) 三部重雄，他．慢性副鼻腔炎に対するdouble blind methodによる塩化リゾチーム（Neuzym）の治療効果．診療と新薬1977；14：1837～43.
8) Kakinuma A, et al. Repression of fibrinolysis in scalded rats by administration of serratia Protease. Biochem. Pharmacol 1982；31：2861.
9) 水越 治，他．慢性副鼻腔炎に対するダーゼン®錠の二重盲検による臨床検討．医学のあゆみ 1979；109：50-62.
10) European Position Paper on Rhinosinusitis and Nasal polyps：p37, 2005.
11) Pames SM, et al. Acute effects of antileukotrienes on sinonasal polyposis and sinusitis. Ear Nose Throat J 2000；79：18-25.

12) Bhattxharyya N, et al. Tissue eosinophilia in chronic sinusitis : quantification techniques. Arch Otolatyngol Head Neck Surg 2001 ; 127(9) : 1102-5.
13) European Position Paper on Rhinosinusitis and Nasal polyps : 27-32, 2005.
14) Qvamberg Y, et al. Influence of topical steroid treatment on maxillary sinusitis. Rhinology 1992 ; 30(2) : 103-12.
15) Meltzer EO, et al. Added relief in the treatment of acute recurrent sinusitis with adjunctive mometasone furoate nasal spray. The Nasonex Sinusitis Group. J Allergy Clin Immunol 2000 ; 106(4) : 630-7.
16) Nayak AS, et al. Effective dose range of mometasone furoate nasal spray in the treatment of acute rhinosinusitis. Ann Allergy Asthma Immunol 2002 ; 89(3) : 271-8.
17) Dolor RJ, et al. Comparison of cefuroxime with or without intranasal fluticasone for the treatment of rhinosinusitis. The CAFES Trial. a randomized controlled trial. Jama 2001 ; 286(24) : 3097-105.
18) Barlan IB, et al. Intranasal budesonide spray as an adjunct to oral antibiotic therapy for acute sinusitis in children. Ann Allergy Asthma Immunol 1997 ; 78(6) : 598-601.
19) Meltzer EO, et al. Intranasal flunisolide spray as an adjunct to oral antibiotic therapy for sinusitis. J Allergy Clin Immunol 1993 ; 92(6) : 812-23.
20) Parikh A, et al. Topical corticosteroids in chronic rhinosinusitis : a randomized, double-blind, placebo-controlled trial using fluticasone propionate aqueous nasal spray. Rhinology 2001 ; 39(2) : 75-9.
21) Lavigne F, et al. Intrasinus administration of topical budesonide to allergic patients with chronic rhinosinusitis following surgery. Laryngoscope 2002 ; 112(5) : 858-64.
22) Cuenant G, et al. Efficacy of endonasal neomycin-tixocortol pivalate irrigation in the treatment of chronic allergic and bacterial sinusitis. ORL J Otorhinolaryngol Relat Spec 1986 ; 48(4) : 226-32.
23) Sykes DA, et al. Relative importance of antibiotic and improved clearance in topical treatment of chronic mucopurulent rhinosinusitis. A controlled study. Lancet 1986 ; 2 (8503) : 359-60.
24) Lund VJ, et al. Efficacy and tolerability of budesonide aqueous nasal spray in chronic rhinosinusitis patients. Rhinology 2004 ; 42(2) : 57-62.
25) Mygind N, et al. Treatment of nasal polyps with intranasal beclomethasone dipropionale aerosol. Clin Allergy 1975 ; 5(2) : 159-69.
26) Deuschl H, et al. Nasal polyps treated by beclomethasone nasal aerosol. Rhinology 1977 ; 15(1) : 17-23.
27) Holopainen E, et al. Budesonide in the treatment of nasal polyposis. Eur J Respir Dis Suppl 1982 ; 122 : 221-8.
28) Tos M, et al. Efficacy of an aqueous and a powder formulation of nasal budesonide compared in patients with nasal polyps. Am J Rhinol 1998 ; 12(3) : 183-9.
29) Vendelo Johansen L, et al. The effecrt of budesonide (Rhinocort) in the treatment of small and medium-sized nasal polyps. Clin Otolaryngol 1993 ; 18(6) : 524-7.
30) Lildholdt T, et al. Efficacy of topical corticosteroid powder for nasal polyps : a double-blin, placebo-controlled study of budesonide. Clin Otolaryngol 1995 ; 20(1) : 26-30.
31) Holmberg, et al. Fluticasone propionate aqueous nasal spray in the treatment of nasal polyposis. Ann Allergy Asthma Immunol 1997 ; 78(3) : 270-6.
32) Keith P, et al. Efficacy and tolerability of fluticasone propionate nasal drops 400 microgram once daily compared with placebo for the treatment of bilateral polyposis in adults. Clin Exp Allergy 2000 ; 30(10) : 1460-8.
33) Penttila M, et al. Dose-related efficacy and tolerability of fluticasone propionate nasal drops 400 microg once daily and twice daily in the treatment of bilateral nasal polyposis : a placebo-controlled randomized study in adult patients. Clin Exp Allergy 2000 ; 30(1) : 94-102.
34) Lund VJ, et al. Effect fluticasone in severe polyposis. Arch Otolaryngol Head Neck Surg 1998 ; 124(5) ; 513-8.
35) Hadfield PJ, et al. A prospective treatment trial of nasal polyps in adults with cystic fibrosis. Rhinology 2000 ; 38(2) : 63-5.
36) Virolainen E, et al. The effect of intranasal beclomethasone dipropionate on the recurrence of nasal polyps after ethmoidectomy. Rhinology 1980 ; 18(1) : 9-18.

37) Karlsson G, et al. A randomized trial of intranasal beclomethasone dipropionate after polypectomy. Rhinology 1982；2(3)：144-8.
38) Dingsor G, et al. Flunisolide nasal spray 0.025 ％ in the prophylactic treatment of nasal polyposis after polypectomy. A randomized, double blind, parallel, placebo controlled study. Rhinology 1985；23(1)：49-58.
39) Hartwig S, et al. Budesonide nasal spray as prophylactic treatment after polypectomy (a double blind clinical trial). J Laryngol Otol 1988；102(2)：148-51.
40) Cook PR. J Allergy Clin Immunol 2002(1)：39-56.
41) Puhakka T, et al. The common cold：effects of intranasal fluticasone propionate treatment. J Allergy Clin Immunol 1998；101(6 pt 1)：726-31.
42) Lildholdt T, et al. Glucocorticoid treatment for nasal polyps. The use of topical budesonide powder, intramuscular betamethasone, and surgical treatment. Arch Otolaryngol Head Neck Surg 1997；123(6)：595-600.
43) Lildholdt T, et al. Surgical versus medical treatment of nasal polyps. Acta Otolaryngol 1988；105(1-2)：140-3.
44) van Camp C, et al. Results of oral steroid treatment in nasal polyposis. Rhinology 1994；32(1)：5-9.
45) Damm M, et al. Effects of systemic steroid treatment in chronic polypoid rhinosinusitis evaluated with magnetic resonance imaging. Otolaryngol Head Neck Surg 1999；120(4)：517-23.
46) 伊藤博隆，他．小児慢性副鼻腔炎に対する葛根湯加川芎辛夷の治療効果について．耳鼻臨床1984；77：153-62.
47) 間島雄一，他．慢性副鼻腔炎に対する辛夷清肺湯の効果．耳鼻臨床1992；85：1333-40.
48) 荻野　敏．漢方医学からみた副鼻腔炎の病態と治療．JOHNS 2006；22：99-102.

Ⅱ 処置と局所療法

1．鼻・副鼻腔の機能解剖とその特徴

　鼻腔および副鼻腔は上気道にあり複雑な解剖学的形態を有している．なかでも上顎洞には，鼻腔との交通路として，自然口に加え小径の副口が，複雑な形状と機能を有する中鼻道粘膜の裂隙中に開存しており，常に洞の換気や分泌物の排泄が行われている．

　鼻・副鼻腔における急性感染性炎症においては，非特異的および特異的防御機構が有効に働いて速やかに炎症が終息すれば問題はない．しかしながら，副鼻腔は自然口を介して鼻腔と交通しているものの，一度炎症が惹起されると自然口付近の炎症性変化により自然口からの炎症産物の排泄や換気が不良となり，閉鎖腔になりやすいという解剖学的なハンディキャップを有している．炎症の悪循環[1]が容易に形成されやすく，発症因子としての細菌あるいはウイルスによる感染が終息しても，閉鎖腔での炎症の悪循環が継続し，炎症が遷延化し慢性副鼻腔炎への病態へ移行していく．

2．処置と局所療法の重要性

　したがって，副鼻腔の炎症を消退させるためには，閉鎖腔での炎症の悪循環を遮断することが要求される．当然のことながら，発症因子としての細菌やウイルスの排除においては，抗菌薬の全身的あるいは局所的投与が必須である．一方，鼻・副鼻腔に存在する粘膿性の鼻漏（微生物を含む）の吸引除去のための鼻処置や，副鼻腔からの炎症産物の排泄や換気の改善を目的とした自然口開大

処置，さらには抗菌薬の副鼻腔への到達や線毛運動輸送機能の改善を目的としたネブライザー療法は，副鼻腔炎の治療において，重要かつ有効な手段である。

この複雑な部位に薬物を効果的に撒布し得る方法としての薬剤エアロゾルを噴霧吸入させるネブライザー療法は理にかなった方法と結論される。ネブライザー療法は下記の利点を有している。すなわち，① 投与方法が簡便で，苦痛を伴わずに炎症局所に有効な薬液濃度を到達させることができる。②薬剤の到達量において，ネブライザーによる投与が全身投与より効率的である。③薬物による全身的な副作用を防止できる。④非侵襲性であるため，幼小児や高齢者にも容易に使用できる。

3．処置の実際

3-1．鼻処置

鼻腔粘膜に局所麻酔薬（塩酸リドカイン）と血管収縮薬（エピネフリン）を撒布した後，吸引管を用いて鼻腔内に存在する粘膿性鼻汁の吸引除去および清掃を行い，鼻腔粘膜の腫脹を軽減する処置である。

3-2．副鼻腔自然口開大処置

中鼻道を中心に局所麻酔薬（塩酸リドカイン）と血管収縮薬（エピネフリン）を用い，副鼻腔自然口周辺粘膜の炎症性腫脹を軽減する処置である。その結果，中鼻道に存在する粘液の吸引が容易となり自然口が正常な状態（換気機能および排泄機能）に戻る。ネブライザーを引き続き実施することで副鼻腔への薬液の到達が効率的に行える。

副鼻腔自然口開大処置の有用性に関する荒木ら[2]の無作為比較試験の成績では，急性副鼻腔炎と慢性副鼻腔炎急性増悪患者を対象に，通常の治療に加えて自然口開大処置の有無による自覚症状と画像所見の比較検討を行い，自然口開大処置有りの群で，画像所見では有意差はなかったが，自覚症状の改善において有意な差を認めたと報告している。

3-3．上顎洞穿刺・洗浄

上顎洞病変が強く，同部位に相当した頰部の腫脹と疼痛が強い場合には，探膿針を用いた上顎洞穿刺を行い，排膿と生理食塩水による洗浄を行う。さらには，洗浄後に抗菌薬の注入も可能である。従来の中鼻道経由での洗浄管を用いた洗浄[3]や，Proetz置換法の応用ともいえるYAMIKカテーテルを用いた洗浄法が近年普及しつつある[4]。

YAMIKカテーテルについても他の治療法との比較による有効性の検証はないが，単独実施群で効果があると報告されている。耳鼻咽喉科専門処置としての重要性の評価には，内視鏡下副鼻腔手術非適応例での自然口開大処置との群間比較が必要と思われる。

3-4．ネブライザー療法

抗菌薬や副腎皮質ステロイド薬などの溶液を副鼻腔に到達させる方法であり加圧噴霧式と超音波噴霧式がある。

急性副鼻腔炎患者に対するネブライザー療法の有効性に関する臨床報告は数多くある。しかしながら，EBMとして推奨度の高い報告は少ないが，無作為比較試験として藤原らの無作為割付による比較対照試験の報告がある。藤原ら[5]は，急性副鼻腔炎患者を対象に，鼻腔内細菌除菌効果を指標に鼻ネブライザー治療（塩酸セフメノキシム）の効果を検討し，無作為比較試験において，無処置群と比較して，有意な除菌効果が得られたとしており，さらに塩酸セフメノキシム・ネブライザー群は，ポピドンヨード点鼻例に比べて有意に臨床効果が高いことも報告している。

慢性副鼻腔炎のネブライザー療法における耳鼻咽喉科医の認識調査では，主観的評価は高いという結果が報告されている[6]。副鼻腔炎に対する塩酸セフメノキシム鼻科用剤のネブライザー療法の有効率は20mg群で72.7%，40mg群で84.2%であったとされており，そのうち中鼻道の閉塞がなかった症例に限定すると95.7%の有効率が報告されている[7]。

竹野ら[8]は，慢性副鼻腔炎患者を対象として，トブラマイシン6mgとベタメサゾン0.4mgを含有する溶液0.5mLをジェットネブライザーで投与し，副鼻腔陰影（CT画像）を指標として，無処置群との比較検討を行い，1か月以上の治療後において，前篩骨蜂巣，上顎洞，後篩骨蜂巣，OMCの順で，ネブライザー治療群で有意に改善したと報告している。鈴木ら[9]は，慢性副鼻腔炎患者を対象として，多施設無作為比較試験を行い，経口消炎酵素薬投与群に比べて，塩酸セフメノキシム10～20mgおよび副腎皮質ステロイド薬（0.4～0.5mg）を用いて週3回のエアロゾル療法を行った群の患者で有意に治療効果が高いことを報告している。

ネブライザー薬液として保険適応が認められているものは現在のところ，塩酸セフメノキシム（ベストロン耳鼻科用®）のみである。従来から用いられている注射薬のアミノ配糖体抗菌薬の使用も多いが，用法が問題とされることもある。塩酸セフメノキシムのみで急性副鼻腔炎もしくは慢性副鼻腔炎急性増悪の起炎菌すべてに対応することは不可能であり，注射用抗菌薬を準用することもある。その際，薬剤によるアナフィラキシーを避けることに留意が必要であり，その可能性の低いアミノ配糖体抗菌薬やホスホマイシン（FOM；ホスミシンS®）を用いることを考慮に入れておく必要がある。

3-5．塩酸セフメノキシム耳鼻科用の副作用に関する注意書き

塩酸セフメノキシム（ベストロン耳鼻科用®）の添付文書には，アナフィラキシーショックに対する注意書きとして，使用前に十分な問診（ペニシリン系抗菌薬に対する過敏症の有無）を行うこと，ショック発生時の救急処置ができる準備をしておくこと，継続投与において漫然と投与しないことなどが記載されている。承認時および使用成績調査での総症例3529例での副作用報告では，重大な副作用としてのショックは認められていないが，鼻炎（鼻汁，くしゃみ等）が7件（0.20%），嘔気が2件（0.06%），発疹が1件（0.03%）報告されている。臨床開発試験の報告では，投与に際し，1% CMX鼻科用薬の点鼻によるアレルギーテストを行い安全性の確認を行ったのち，週3回，CMX鼻科用剤2mL｛として10mg（力価）もしくは20mg（力価）｝で6週間にわたって投与しているが，114例の症例のうち，軽度の鼻部掻痒感を一過性にきたした1例と，両側鼻翼部の腫脹感を自覚した1例が報告[10]されているのみである。

■参考文献■

1) 川内秀之, 他. 上気道粘膜の生体防御機構と炎症性疾患の治療戦略. 耳鼻免疫アレルギー 2003；21(4)：

2）荒木倫利，他．副鼻腔自然口開大処置の有用性とその評価．耳展 2003；46(1)：28-33.
  3）調 賢哉．幼少児副鼻腔炎の治療 特に上顎洞洗浄を中心に．日鼻誌 2001；40(1)：96-8.
  4）黒野祐一．耳鼻咽喉科感染症 今日の課題と対策 急性・慢性副鼻腔炎．化療の領域 2000；16(10)：1684-9.
  5）藤原啓次，他．鼻副鼻腔炎検出菌に対する局所療法の効果 ベストロン，イソジンを用いて．耳鼻臨床 2004；97(7)：599-604.
  6）荘司邦夫，他．耳鼻処置 鼻ネブライザー療法の有用性とその評価．耳鼻臨床 2002；95(1)：31-7.
  7）馬場駿吉，他．副鼻腔炎に対するCefmenoxime（CMX）鼻科用剤のネブライザー療法による薬効評価．耳鼻 1991；37(4)：851-80.
  8）竹野幸夫，他．副鼻腔陰影に及ぼすエアロゾル療法の効果．耳展 2002；45(1)：21-5.
  9）鈴木賢二．エビデンスに基づいたエアロゾル療法 慢性副鼻腔炎に対するrandomized controlled study エアロゾル療法（セフメノキシム＋ステロイド剤）vs経口消炎酵素剤投与．耳展 2002；45(1)：17-20.
 10）馬場駿吉，他．副鼻腔炎に対するCMX鼻科用剤のネブライザー噴霧吸入療法による薬効評価 耳鼻 1995；41：192-217.

Ⅲ 手術療法

1. 内視鏡下副鼻腔手術（endoscopic sinus surgery；ESS）

　硬性内視鏡が鼻科領域に導入されるまでは，慢性副鼻腔炎に対する鼻内的なアプローチはいわゆる裸眼による鼻内篩骨洞手術や鼻腔整復術が主として行われてきた．しかしながら現在は慢性副鼻腔炎の病態の軽症化と内視鏡の使用により，内視鏡下副鼻腔手術（ESS）が世界的な標準術式となっている．そもそも鼻内的な副鼻腔手術の基本理念は，鼻内的に篩骨洞を開放すると同時に中鼻道自然口ルート（ostiomeatal complex；OMC）を開大し，さらに各副鼻腔自然口を可及的に開大し，換気と排泄機能を促し，洞内の病的粘膜を正常化させることにある．その基本手技は，前・後篩骨洞，前頭洞，上顎洞，（必要なら蝶形骨洞）を開放し，篩骨洞と各洞と広く交通をつけることにより単洞化させる方法である．その際に鼻甲介異常の処置や鼻中隔弯曲の矯正，嗅裂の確保などの鼻腔形態の是正（整復）を同時に行うことが多い．かつては篩骨洞をはじめ洞内の病的な粘膜はできるだけ除去していたが，副鼻腔炎の軽症化や抗菌薬の発達など，炎症のコントロールが容易になってきており，現在では洞内粘膜の可及的な保存（骨面の露出を避ける）が基本となる．それにより早期の粘膜再生と線毛機能の回復が促進される．中等度病変であっても多くは可逆性のある粘膜であるので，できるだけ洞内粘膜は残す．また高度病変では病的粘膜をすべて除去するのではなく，肥厚（浮腫状化）した粘膜上皮と粘膜下組織のみを鉗除し，決して骨面を露出しないように処置する．結果として，残存した粘膜下組織の炎症もおさまり，その上に健全な粘膜上皮が早期に再生され，副鼻腔の空洞性治癒が導かれる．

　ESSはできるだけ粘膜を残す保存的な手術であり，術後治療が重要となる．術後管理の要点は，血液や痂皮の除去などの洞内の清掃や分泌物吸引後のネブライザー治療，マクロライド療法（3～6か月），不良肉芽の除去，開口部の狭小化や閉鎖に対する治療（最低1年以上）である．

　欧米では，副鼻腔炎の病態や副鼻腔手術の歴史の違いからか，ESSよりもFESS（functional

表14　内視鏡下副鼻腔手術後の自覚症状の改善率(文献[1]より改変)

著者(発表年)	症例数	改善率(%)	追跡期間
Kennedy, et al (1987)	75	92	0.3～2.75年
Hosemann, et al (1988)	220	81.8	4.3年
Levine (1990)	221	80 (chronic rhinosinusitis) 88 (nasal polyp)	1.4年
Stammberger and Posawetz	500	95	0.75～10年
Wigand and Hosemann (1991)	84	83	1年
Kennedy (1992)	120	85	平均1.5年
森山　寛, 他(1992)[2]	112	68.8% 著明改善 30.4% 改善	1～5.75年
Lund and Mackay (1994)	650	87	0.5年
Weber, et al (1997)	170	89	1.6～10年
Sobol, et al (1998)	393	81 70 (4% 再燃)	6か月 12か月
Jakobsen and Svendstrup (2000)	237	45% 著明改善 44% 改善	1年

ESS)と呼ばれることが多いが，その基本理念や基本手技に大きな相違はない．マイクロデブリッダー，レーザー，ナビゲーション装置などがESSの支援機器として使用される．ESSの治療成績を表14に示す．

(適応)
1) 慢性副鼻腔炎(歯性上顎洞炎を含む)
2) 小児慢性副鼻腔炎(上顎洞性後鼻孔鼻茸を含む)
3) 副鼻腔気管支症候群
4) 副鼻腔嚢胞(上顎洞，篩骨洞，前頭洞，蝶形骨洞嚢胞)
5) 副鼻腔真菌症

(合併症)
1) 眼窩(紙様)板損傷
　　手術操作時の副損傷のなかで最も頻度が多い．内直筋を損傷しなければ眼瞼の腫脹や皮下出血のみで済む．しかし，眼筋や視神経を損傷した場合には，術後眼球運動障害や視力低下などの重篤な合併症となる

2) 血管損傷
　　術中の出血として，前・後篩骨動脈の損傷によるものが多い．内視鏡下に血液を吸引し出血点を探し，ボスミン8裂ガーゼにて圧迫することで大多数は止血する．それでも完全に止血できない場合には，バイポーラを用いて焼灼する[3]．

3) 天蓋部損傷(髄液漏)
　　篩骨洞天蓋部の損傷が最も多い．硬膜の損傷の有無や欠損の大きさで補修材料を選択する．小さければ，鼻粘膜(下鼻甲介粘膜)，大きければ腹部あるいは大腿部から筋膜と脂肪や鼻中隔軟骨を欠損部にあて，筋膜や下鼻甲介粘膜にて覆う[4]．

2．副鼻腔根本手術

2-1．上顎洞根本手術

　かつては上顎洞に非可逆的な化膿性病変を有する例が多く存在したため病的粘膜を摘除していた。犬歯窩からのアプローチは，裸眼による鼻内術式より視野の点で優れていたため，慢性副鼻腔炎に対して盛んに行われていた。この手技は歯肉部の切開より入り，上顎洞前壁（犬歯窩）の骨壁を除去し，上顎洞の病的粘膜をすべて除去する手技である。さらに上顎洞膜様部を大きく開放し，後部篩骨洞も清掃する方法が経上顎洞的な篩骨洞手術である。術後の囊胞形成を防ぐ意味で，下鼻道側壁を除去し鼻腔に大きく交通をつける（対孔形成）。対孔形成の方法には，下鼻道側壁に対孔を造設するCaldwell-Luc法と，さらに梨状口縁をも削除して下鼻道側壁を大きく切除するDenker-和辻法がある。上顎洞根本手術ではこのように副鼻腔の病的粘膜を完全摘出し，洞の充塞を図ることを目的としている。近年，内視鏡下副鼻腔手術が普及し，慢性副鼻腔炎に対する根本手術を行う頻度は減少しているものの，基本的な副鼻腔手術である。

2-2．鼻外篩骨洞手術

　鼻根部の外切開から上顎骨前頭突起を除去し，篩骨洞へアプローチする術式であり，天蓋に沿って直視下に篩骨蜂巣を開放し病的な粘膜を除去する。

2-3．鼻外前頭洞手術

　眉毛部の弧状切開から前頭洞前壁あるいは下壁を削除し前頭洞の病的な粘膜を徹底的に除去する。

（適応）
1) 鼻内手術で難治な症例
2) 術後性副鼻腔囊胞の一部（上顎洞囊胞，前頭洞囊胞）

（合併症）
1) 術直後の頰部や前額部の腫脹，知覚麻痺
2) 切開部の瘢痕などの顔面の美容的な問題
3) 通常術後10年以上経過して発生する副鼻腔囊胞（上顎洞囊胞，前頭洞囊胞）

■参考文献■

1) European Position Paper on Rhinosinusitis and Nasal Polyps：Rhinology 2005；supple 18：43.
2) 森山　寛，他．内視鏡下鼻内整復術の術後の評価．耳展1992；35(3)：195-203.
3) 森山　寛．内視鏡下鼻内副鼻腔手術．耳鼻咽喉・頭頸部手術アトラス（上巻）．小松崎篤，犬山征夫，本庄　巌，森山寛編集．pp259-270, 医学書院，1999.
4) 深見雅也．鼻性髄液瘻閉鎖．耳鼻咽喉・頭頸部手術アトラス（上巻）．小松崎篤，犬山征夫，本庄　巌，森山寛編集．pp320-323, 医学書院，1999.

第7章 ■ 鼻　茸

　鼻茸は副鼻腔炎のみならず他の鼻疾患や下気道疾患に伴って出現する。また鼻茸が副鼻腔自然口を閉鎖することで副鼻腔炎が発症する場合も存在する。すなわち鼻茸は副鼻腔炎の結果として出現する場合と副鼻腔炎の原因として存在する場合があるといえる。鼻茸は副鼻腔炎に特異的な疾患ではないにしろ，副鼻腔炎に密接に関与する疾患であることから，本手引き書に加えるとともに，副鼻腔炎とは独立して採りあげることとした。

I 疾患別発生頻度

　鼻茸の発生頻度は鼻茸が合併する疾患により異なっている(**表15**)[1]。本邦における慢性副鼻腔炎における鼻茸の合併率は10〜20%である。

II 成因

　鼻茸の成因は完全に解明されてはいないが次第に解明されつつある。局所に浸潤した好酸球や好中球，リンパ球などから産生されるサイトカイン(transforming growth factor-β, platelet derived growth factorなど)が局所の線維芽細胞を活性化し細胞外マトリックスの産生を促すことにより鼻茸の実質が形成されるものと予想される[2]。また鼻茸実質内への血管成分漏出亢進などによる浮腫が鼻茸の成長を促進する[3]。なお鼻・副鼻腔粘膜上皮の破壊と，これに伴う粘膜固有層の脱出も鼻茸形成の初期には重要な役割を果たすものと予想される[4]。鼻茸は鼻・副鼻腔粘膜の高度のリモデリングといえる[2]。

表15　鼻茸の合併率

疾　患	合併率	報告者(発表年)
正常成人	0.4〜1%	Larsen (1997)
成人気管支喘息		
内因性	10〜15%	Stierna (1997)
アトピー性	5%	Stierna (1997)
アスピリン喘息	60〜90%	荻野，他 (1991)
鼻アレルギー	数%	Caplin, et al (1971)
慢性副鼻腔炎	10〜20%	荻野，他 (1991)
嚢胞性線維症		
小児	7〜32%	Deane, et al (1997)
成人	44〜48%	Deane, et al (1997)
Kartagener症候群	40%	Pedersen, et al (1982)

Ⅲ 組織学的特徴

鼻茸の組織は浮腫型，腺嚢胞型，線維型に分けられることが多い。頻度は浮腫型が最も多く，線維型は少ない[5]。近年，好酸球性副鼻腔炎・鼻茸への関心が深まるにつれ組織中の好酸球浸潤優位の有無が注目されるようになった[注1)6]。

注1：フランスにおいて鼻茸組織中の炎症細胞1,000個中好酸球の占める割合が検討された。慢性副鼻腔炎や原発性線毛運動不全症，嚢胞性線維症（cystic fibrosis）などを伴わない鼻茸での検討結果は以下のごとくであった。気管支喘息を伴わない鼻茸中の好酸球が占める割合は44±3％，気管支喘息を伴ったもののそれは58±3％，アスピリン喘息を伴わない気管支喘息のそれは51±4％，アスピリン喘息を伴ったものは75±4％であった。アトピー性と非アトピー性とでは，それぞれ52±5％，51±3％で両者には差は認められなかった。なお，慢性副鼻腔炎（非好酸球性，非アトピー性）に伴う鼻茸では好酸球の占める割合は10％以下（2±2％）であった。

Ⅳ 分類

鼻茸の分類については以下のものが現時点では適切であろう。

1. 非好酸球性鼻茸（好酸球浸潤が著明でないもの）
2. 好酸球性鼻茸（アスピリン喘息，気管支喘息，アレルギー性副鼻腔真菌症に伴う鼻茸を中心として好酸球浸潤の著明なもの[注2]）。
3. 特殊な疾患に伴う鼻茸（嚢胞性線維症，原発性線毛運動不全症に伴うもの）
4. 後鼻孔鼻茸

注2：鼻茸に好酸球の浸潤が著明であるか否かの判定は統一的なコンセンサスが得られるに至っていないが，注1に示した報告が参考となる。組織中の炎症細胞100個中の20個以上（20％＜）が好酸球であれば組織中好酸球増多があるとみなす報告[7]は注1の所見に矛盾しないことから参考になると思われる。組織中の好酸球を観察することが必要である。鼻汁中の好酸球数は必ずしも鼻茸組織中の好酸球数を反映していないため好酸球性鼻茸の診断に有用とはいえない。

Ⅴ 病期分類

鼻茸の病期分類には一定のものがなく，今後は誰もが納得できる世界共通の分類の確立が大切である。以下に，その代表的なものを示す

Tosら[8]によるもの；

　スコアー0：鼻茸を認めず。
　スコアー1：鼻茸の下端が中鼻甲介下端に達しないもの（小～軽度鼻茸）。
　スコアー2：鼻茸の下端が中鼻甲介下端から下鼻甲介下端の間に存在するもの（中等度鼻茸）。
　スコアー3：鼻茸の下端が下鼻甲介下端を越えるもの（高度鼻茸）。

副鼻腔疾患に関する国際会議，1993年[9]および文献[10]によるもの；

　スコアー0：nonpolyposis：鼻茸を認めないもの。
　スコアー1：middle meatal polyposis：中鼻道に基部を有する鼻茸が中鼻道に限局するもの。
　スコアー2：diffuse polyposis：中鼻道を越えて鼻茸が存在するもの（中鼻甲介が確認できないも

のや，鼻茸の基部が中鼻道以外に存在するもの）。
注3：Tosらの病期分類は鼻茸の大きさを中心とするもので，鼻閉などの自覚症状との関連もあり，鼻茸に対する保存的治療の効果をみる目安として有用である[8)7)]。1993年の副鼻腔疾患に関する国際会議による病期分類は鼻茸の手術療法に対する予後を予測する手段として有用である[10)11)]。

Ⅵ 薬物療法

1. 副腎皮質ステロイド薬

　副腎皮質ステロイド薬は鼻茸の治療薬として有用である。その使用により組織中のTリンパ球，好酸球の活性化や集積が抑制され，その結果これらの細胞からのサイトカインの産生が低下する。副腎皮質ステロイド薬による鼻茸の成因にかかわるサイトカインの産生抑制がその効果発現に重要な役割を果たしている[12)]。また副腎皮質ステロイドが上皮細胞[12)]や線維芽細胞[13)]に働く可能性も報告されている。

　局所副腎皮質ステロイド薬：副作用が少なく長期に渡って使用することができるため，単独で，または手術療法と併用して用いられることが多い。単独投与では鼻茸の縮小に効果的であるが，薬物投与中止により再発傾向がある。単独投与では軽度，中等度鼻茸に1～3か月使用し，鼻茸の反応をみるのも選択肢のひとつである。しかし高度鼻茸や副腎皮質ステロイド薬に反応の少ないものは手術療法の適応となる。

　手術療法後の使用は術後の鼻茸の再発を抑制するため有用である[14)]。

　経口副腎皮質ステロイド薬：副作用を考慮して長期の使用は行わない。特に好酸球性鼻茸では副鼻腔炎術後の経過観察中にしばしば見られる増悪時に投与される[15)]。また好酸球性副鼻腔炎の術前に投与することで手術をより容易にする可能性がある[16)]。

2. 14員環マクロライド

　14員環マクロライドの経口投与が鼻茸を縮小させた報告が認められる[17)18)]。鼻茸治療における14員環マクロライド投与の適応や意義については，さらなる検討が必要であろう。

3. ロイコトリエン受容体拮抗薬

　気管支喘息，アスピリン喘息患者の鼻茸に対する本剤の効果は確定的でない[16)]。無作為化比較対照試験施行が今後の課題であろう。

4. その他

　フロセミド，抗真菌薬などが鼻茸のサイズを縮小させたり，鼻茸の再発を抑制したとの報告があるが，その臨床応用にはさらなる検討が必要である。またアスピリン喘息患者に対するアスピリン

の経口投与による減感作療法の効果が知られている。副作用の点を考慮すると鼻茸治療への応用についてはさらなる検討が必要である。

Ⅶ 手術的治療

　慢性副鼻腔炎に伴う鼻茸は副鼻腔病変とともに手術的に除去されることが望ましい。このようにして得られる改善率はおおよそ70～98％である[19]。好酸球性鼻茸は再発しやすく長期にわたる術後の経過観察が大切である[7]。再発時には，その早期に経口副腎皮質ステロイド薬の短期間投与を行うか，再発病変を繰り返し鉗除する[11)20)]。

　中鼻道に限局した鼻茸（middle meatal polyposis）は術後再発がよくコントロールされるが，さらに大きな鼻茸（diffuse polyposis）はより再発率が高い[10)11)]。

注4：鼻茸に対する内視鏡下副鼻腔手術については系統的レビューが行われている[21]。そこから要点を記すと，1978～2001までに渉猟した444文献中，条件に合致したものは33文献のみで，内訳はランダム化比較試験が3件，非ランダム化比較試験が3件，症例群検討が27件であった。症状改善でみると比較試験では内視鏡下副鼻腔手術の有効率は78～88％，従来の手術が43～84％であり，2報告で内視鏡下副鼻腔手術が従来の手術に比べ有意に高い有用性を示したが，2件では差がなかった。症例シリーズでは改善度は37～99％（中間値89％）であった。再発率は比較試験では2件では有意差はないが内視鏡下副鼻腔手術で低く（28％ vs 35％［鼻茸切除術］，8％ vs 14％［Caldwell-Luc手術］），症例シリーズでは再発率は4～33％（中間値22％）であった。

注5：16名の研究者および臨床家による鼻茸治療に対する見解が1994年に発表された。ここでは鼻茸の治療は鼻茸による症状を除くことを中心としており，まず副腎皮質ステロイド薬の局所または全身投与を行い，1か月後に効果がなければ手術，効果があれば副腎皮質ステロイド薬を継続するとしている[22]。しかし，副腎皮質ステロイド薬をいつまで継続するのか，継続を中止した場合の再発に対してはどのように対処するのかなど，本見解には疑問点も多い。鼻茸に対する手術療法の効果は高く[19]，また高度の不可逆的病変に至るまでに手術的治療を行えば，再発率を低下させる可能性も示唆されている[10)11)]。鼻茸治療の目標と目標を達成するための薬物療法と手術療法の役割を本邦で考える時期にきているといえよう。

Ⅷ 上顎洞性後鼻孔鼻茸

　後鼻孔鼻茸は小児に発生頻度が高く，一側性が大部分であり，好酸球浸潤はみられない。後鼻孔鼻茸の形態や治療は，明らかに他の鼻茸と異なっている。鼻茸は一側上顎洞粘膜から生じ，これが上顎洞自然口や副口から有茎性に鼻腔に突出して，しばしば後鼻孔に認められるようになる。治療は鼻茸とともに上顎洞の発生部位の粘膜を除去することである。粘膜を除去しない場合には再発をきたす。

注6：上顎洞内の発生部位はポリープ様または嚢胞様の形態をとることが多い[23]。小児では上顎骨の発育が不十分なため内視鏡下副鼻腔手術がよい適応となる。手術的に拡大した上顎洞膜様部の開窓部より摘出するが，発生部位の粘膜を除去することが困難な場合には下鼻道側壁または上顎骨前壁に穴を作成し，これを経由して粘膜を除去する。

■参考文献■

1) 間島雄一. 鼻茸の成因と治療. 耳展 1999；42：525-30.
2) 間島雄一. 鼻・副鼻腔のリモデリング. 耳鼻免疫アレルギー 2003；21：7-14.
3) Ito A, et al. Expression of vascular permeability factor (VPF / VEGF) messenger RNA by plasma cells：possible involvement in the development of edema in chronic inflammation. Pathol Int 1995；45：715-20.
4) Tos M. Early stages of polyp formation. Nasal polyps：Epidemiology, pathogensis and treatment (ed by Settipane GA, Lund VL, Bernstein JM, Tos M). pp65-72, OceanSide Publications, Providence, 1997.
5) Kakoi H, et al. A histologyical study of formation and growth of nasal polyps. Acta Otolaryngol 1987；103：137-44.
6) Jankowski R, et al. Clinical factors influencing the eosinophil infiltration of nasal polyps. Rhinology 2002；40：173-8.
7) Vennto SI, et al. Nasal polyposis：clinical course during 20 years. Ann Allergy Asthma Immunol 2000；85：209-14.
8) Tos M, et al. Efficacy of an aqueous and a powder formulation of nasal budesonide compared in patients with nasal polyposis. Am J Rhinol 1998；12：183-9.
9) Lund VJ, et al. Quantification for staging sinusitis. Ann Otol Rhinol Laryngol 1995；104 (Suppl. 167)：17-21.
10) Kennedy DW. Prognostic factors, outcomes and staging in ethmoid sinus surgery. Laryngoscope 1992；102：1-18.
11) 野々山勉, 他. 当科における内視鏡下鼻内副鼻腔手術症例の検討. 特に鼻茸合併例を中心に. 日耳鼻 2000；103：1001-6.
12) Mygind N, et al. Medical management. Nasal polyps：Epidemiology, pathogensis and treatment (ed by Settipane GA, Lund VL, Bernstein JM, Tos M). pp147-155, OceanSide Publications, Providence, 1997.
13) 野中 学, 他. 鼻茸における筋線維芽細胞の局在とステロイドによる変化. 耳展 1995；38：566-73.
14) Karlsson G, et al. A randomised trial of intranasal beclomethasone dipropionate after polypectomy. Rhinology 1982；230：144-8.
15) 春名眞一, 他. 好酸球性副鼻腔炎 (eosinophilic Sinusitis). 耳展 2001；44：195-201.
16) Holmstrom M, et al. Current perspectives on the treatment of nasal polyps：A Swedish opinion report. Acta Otolaryngol 2002；122：736-44.
17) Ichimura K, et al. Effect of new macrolide roxithromycin upon nasal polyps associated with chronic sinusitis. Auris Nauris Larynx 1996；23：48-56.
18) Yamada T, et al. Macrolide treatment decreased the size of nasal polyps and IL-8 levels in nasal lavage. Am J Rhinology 2000；14：143-8.
19) Roth M, et al. Outcome and complications of surgical treatment. Nasal polyps：Epidemiology, pathogensis and treatment (ed by Settipane GA, Lund VL, Bernstein JM, Tos M). pp65-72, OceanSide Publications, Providence, 1997.
20) Stammberger H, et al. Functional endoscopic sinus surgery. Concepts, indications and results of the Messerklinger technique. Eur Arch Otorhinolaryngology 1990；247：63-76
21) Daziel K, et al. Systematic review of endoscopic sinus surgery for nasal polyps. Health Technol Assess 2003；7：1-159.
22) Lildholdt T. Position statement on nasal polyps. Rhinology 1994；32：126.
23) Unal M, et al. Antrochoanal polyps in children. Int J Pediatr Otorhinolaryngology 2002；65：213-8.

第8章 合併症

　副鼻腔炎による合併症としては，副鼻腔における細菌感染の周辺臓器への波及による眼窩内合併症，頭蓋内合併症が主なものである[1]。さらに，副鼻腔炎の遷延化による嗅覚障害が挙げられる。以下に，眼窩内合併症[2]，頭蓋内合併症，嗅覚障害のそれぞれについて述べる。

I 眼窩内合併症

1. 副鼻腔と眼窩との解剖学的関係

　眼窩は骨性外壁であり，上壁，内壁，下壁は副鼻腔と隣接している。篩骨洞との間は，薄い紙様板で境されているだけであり，前頭骨篩骨縫合線に沿って，前および後篩骨神経血管貫通部があるが，この部位は骨が欠損している。眼窩内静脈系には逆流を防ぐ弁機構が無いので，鼻腔・副鼻腔の感染は，眼窩内や海綿静脈洞に進展し得る。眼窩は下眼窩裂で翼口蓋窩や側頭窩と交通し，副鼻腔からこの部位へ炎症や腫瘍が波及すると容易に眼窩内に進入する[3]〜[5]。眼窩下神経は薄い骨性隔壁で上顎洞と境されているが，後方で下眼窩裂に開放している。骨性視神経管は，蝶形骨小翼にあり，外側には強靭な骨壁があり，上眼窩裂との境をなしているが，内側壁は最も薄く，副鼻腔に隆起し，視神経管隆起と呼ばれる[6]。視神経管隆起は，後篩骨洞に出現することが多く，次いで，蝶形骨洞に認められる。稀に内側壁が欠損していることもある。視神経管内の視神経は血管に乏しく，虚血に陥りやすい。

2. 眼窩内合併症の症状

　眼窩内合併症の症状としては，眼球突出，眼球陥凹，眼球運動障害，視力障害，視野障害，流涙，眼球転位，眼瞼部出血斑，眼瞼部皮下気腫，眼精疲労などが挙げられる[7]。

3. 眼窩内合併症の病態

　副鼻腔炎による眼窩内合併症の病態[8]を，眼窩内感染症，副鼻腔嚢胞による合併症，副鼻腔手術の合併症に分けて解説する。

3-1. 眼窩内感染症

3-1-a. 起炎菌

　鼻・副鼻腔の急性化膿性炎症の波及の際の起炎菌は，肺炎球菌，インフルエンザ菌，ブドウ球菌などの好気性菌であるが，慢性副鼻腔炎の急性増悪からの波及では，嫌気性菌を含む混合感染が

多い[9]。

3-1-b. 病期分類

感染性炎症による眼窩内合併症[10]〜[12]は，眼窩眼瞼隔壁との関係より，眼窩前感染と眼窩後感染に分類されるが，隔壁前感染は，顔面の皮膚感染からの波及であり，いわゆる鼻・副鼻腔の感染の波及による眼窩内合併症は隔壁後感染に相当する。眼窩内感染の病期は，比較的軽いものから重篤なものまで，炎症性浮腫，蜂巣炎，骨膜下膿瘍，眼窩膿瘍，海綿静脈洞血栓症といった病期に分類される[10]。

病期Ⅰ（炎症性浮腫）：軽度の炎症およびうっ血による眼瞼の浮腫と結膜の充血が見られる時期

病期Ⅱ（蜂巣炎）：高度の浮腫，炎症性細胞浸潤を認める時期であるが，眼窩内感染症は，早期の治療をすれば，この病期で終息することが多い。

病期Ⅲ（骨膜下膿瘍）：通常は，篩骨紙様板と骨膜との間に膿が貯留し，近傍の内直筋の浮腫と眼球転位が起きる。この時期まで至るケースは10％前後であるが，治療後に視覚障害が遺残することがある。

病期Ⅳ（眼窩膿瘍）：眼窩膿瘍を形成する病期では，骨膜下膿瘍が眼窩の脂肪組織に破裂して波及する場合（extraconal abscess）と，副鼻腔炎から進展した外眼筋膜内炎症，異物などが進行して起きる場合（intraconal abscess）がある。いずれの場合でも眼球突出をきたしてくるが，前者では外方に突出し，後者では前方に突出する。本病期の重篤なものは，いわゆる眼窩先端症候群であり，視神経管や上眼窩裂を貫通する神経血管系が障害される。脳神経のうち，視神経，動眼神経，滑車神経，外転神経，三叉神経第一枝が障害される。そのため，眼瞼下垂，複視，全外眼筋麻痺，側頭部痛などが生じる。

病期Ⅴ（海綿静脈洞血栓症）：眼窩先端症候群のすべての症状が揃い，さらに海綿静脈洞内に波及して，対側の結膜充血や眼球突出も出現してくる時期に相当する。両側盲になる例や死亡例もあり，積極的な薬物療法や手術療法を行っても，約半数に永久的な視力障害が残ると言われている。

3-1-c. 診断

背景に副鼻腔の感染性炎症があることを念頭に入れたうえで，眼窩合併症の種々の症状（眼球突出，眼球陥凹，眼球運動障害，視力障害，視野障害，流涙，眼球転位，眼瞼部出血斑，眼瞼部皮下気腫，眼精疲労など）がないかどうかを問診や診察でチェックする。診察での鼻内所見の把握，内視鏡的検査も重要であり，画像診断（副鼻腔単純X線撮影，CT scan，MRI検査）は病期の把握においても必須である。

3-1-d. 治療

治療は，原因となっている副鼻腔炎と眼窩合併症に対して行われる[13]。

保存的治療として，起炎菌に対して効果のある抗菌薬の点滴静注が必要であるが，髄液移行性のよい抗菌薬を選択する必要がある。膿瘍を既に眼窩内に形成している病期においては，早期の外科的処置が要求され，眼窩膿瘍から鼻腔内あるいは鼻外へのドレナージをつけることが肝要である[13]。このような処置は，鼻内視鏡手術[14]や鼻外切開による手術により行われる。急性副鼻腔炎による小児の眼窩合併症では，手術的な治療が必要となるケースは少ない。成人例では，慢性副鼻腔炎の急性増悪や膿嚢胞などにより，遷延化した症例が多く，外科的治療が必要となるケースが多い。特に，糖尿病や免疫抑制状態にある患者では，早期の外科的処置により膿瘍腔からの排泄をつ

けなければ，重篤な予後を招く可能性が高い。
(付記)

破壊型副鼻腔真菌症

いわゆる日和見感染のかたちで，高齢者，糖尿病患者，免疫抑制状態のある患者に発生することが多い。アスペルギルスやムーコルといった真菌の副鼻腔での感染であり，周囲の骨破壊が著明となり，眼窩や頭蓋内に波及して重篤な合併症を引き起こし，抗真菌薬を中心とした治療を行っても，脳膿瘍をきたして死亡する例の多い予後不良の疾患である[15]。

3-2．副鼻腔囊胞

3-2-a．分類および発生機序

一次性と二次性のものに分類される[16]。一次性囊胞は，副鼻腔上皮である杯細胞から発生する貯留囊胞である。二次性の囊胞は，炎症，外傷，腫瘍などにより副鼻腔からの鼻腔への開口部が閉鎖された場合や鼻・副鼻腔手術後(術後性囊胞)に，形成される。一次性囊胞は臨床的に問題になる場合は稀で，二次性囊胞は，粘液が貯留することにより圧排性発育をきたして，隣接した眼窩へ波及して圧迫症状をきたす[17]。貯留液の性状により，細菌感染を伴わない粘液囊胞(mucocele)と細菌感染を伴う膿囊胞(pyocele)に分けられる。

症状：上顎洞，前頭洞，前篩骨洞に発生するものは，眼窩前部の圧迫症状が主であり，眼球突出，眼瞼腫脹，流涙，複視をきたす[18]〜[20]。後篩骨洞，蝶形骨洞に発生するものは，神経圧迫症状が主であり，眼痛，頭痛，視力障害，複視をきたす。圧迫症状の発生の原因は，機械的圧迫とそれに伴う循環障害や，炎症の波及によると考えられている。術後性の囊胞は，術後の長い期間(15〜20年)を経て発生する。

3-2-b．診断

鼻単純X線撮影，CT scan，MRI検査により，診断は比較的容易である。

3-2-c．治療

外科的処置が必要である。姑息的な対応として，囊胞壁からの穿刺や切開による排液もしくは排膿術もあるが，根治的には鼻内視鏡手術や外切開による囊胞の開放術が必要である[16][21]。

■参考文献■

1) Stankiewicz, et al. Complications of inflammatory diseases of the sinuses. Otolaryngol Clin North Am 1993；26：639-55.
2) Williamson-Noble FA. Disease of the orbit and its contents secondary to pathological conditions of the nose and paranasal sinuses. Ann R Coll Surg Engl 1954；15：46-64.
3) Harris GJ. Subperiosteal abscess of the orbit. Arch Ophthalmol 1983；101：751-7.
4) Hesselink JR, et al. Pathways of the orbital extension of extraorbital neoplasm. J Comput Assist Tomogr 1982；6(3)：593-7.
5) 村井義男．日本人篩骨蜂巣の解剖学的研究　成医会雑誌 1937；56：2005-44．
6) Fujii K et al. Neurovascular relationships of the sphenoid sinus. J Neurosurg 1979；50：31-9.
7) Osguthorpe JD, et al. Inflammatory sinus diseases affecting the orbit. Otolaryngol Clin North Am 1993；26：657-71.
8) Weber AL, et al. Inflammatory disorders of the paraorbital sinuses and their complications. Radiol

9) 杉田麒也．耳・鼻・咽喉科感染症．日臨 1986；44：795-800．
10) Chandler JR, et al. The pathology of the orbital complications in acute sinusitis. Laryngoscope 1970；80：1414-48.
11) Kronschnabel EF, et al. Orbital apex syndrome due to sinusitis. Laryngoscope 1974；84：353-71.
12) Smith AT, et al. Orbital complication resulting from lesions of the sinuses. Ann Otol Rhinol Laryngol 1948；57：5-27.
13) Schramm VL, et al. Evaluation of orbital cellulitis and results of treatment. Laryngoscope 1982；92：732-8.
14) Stammberger H. Indications for endoscopic surgery. Functional Endoscopic Sinus Surgery, p273, BC Decker, Philadelphia, 1991.
15) Kawauchi H, et al. Invasive Aspergillosis in paranasal sinus. 日耳鼻感染症研会誌 2000；21(1)：99-104.
16) 飯沼壽孝．副鼻腔嚢胞概論．JOHNS 1989；5：661-8．
17) 柳原弘男，他．鼻性眼合併症―特にその眼症状について．耳鼻臨床 1981；74：1559-67．
18) 蔦 佳尚，他．眼症状を呈した副鼻腔嚢胞の検討．耳鼻臨床 1991；84：945-51．
19) 小川恭生，他．眼症状を伴う副鼻腔嚢胞の臨床統計．耳鼻臨床 1998；91：1127-35．
20) 高橋信夫，他．副鼻腔嚢胞に伴う眼症状．日眼会誌 1985；89：914-8．
21) 梅原 毅，他．視力障害を伴った副鼻腔疾患の臨床的検討．日鼻誌 2005；44(4)：309-15．

II 頭蓋内合併症

　鼻性頭蓋内合併症は，抗菌薬の発達によって減少しているが，CT scan などの画像診断の技術の進歩により，早期診断や早期治療が可能となり，適切な対応により予後も改善されてきている。しかしながら，鼻性頭蓋内合併症の報告はいまだに散見され，副鼻腔炎の診療において念頭に置いておく必要がある。

1．頻度

　鼻性頭蓋内合併症の頻度に関しては，種々の報告[1)2)]があるが，頭蓋内感染症例の5％前後である。年齢的には，10歳代の若年者と高齢者に多くみられる。小児や若年者では，板間静脈の発達が不十分なことや赤色骨髄が多く骨髄炎を起こしやすいことから，副鼻腔の炎症が頭蓋内に波及しやすいためと考えられている。高齢者では，糖尿病などの基礎疾患を有する患者に発症しやすい。男性に多い傾向にある。

2．感染経路

　静脈を介するものと骨病変を介したものがある。副鼻腔の洞内粘膜の静脈は頭蓋骨の板間静脈や篩骨洞骨壁の穿通静脈と自由に交通しており，これらの静脈には逆流を防止する弁がないため，血行の逆流が起こり得る。そのため，洞内の化膿性血栓性静脈炎は，容易に頭蓋内に至り，硬膜内膿瘍，髄膜炎，静脈洞血栓症，脳膿瘍などをきたす可能性がある。骨病変を介したものは，主に前頭洞から生じるもので[3)4)]，前頭洞前壁の骨髄炎からは骨膜下膿瘍を生じて，前額部の腫脹をきたす

ことがある。一方，前頭洞後壁の骨髄炎は，頭蓋内に至り硬膜外膿瘍などの頭蓋内合併症を生じる。骨欠損部からの直接感染の場合もあり，篩骨洞天蓋の先天性骨裂隙を介して，中鼻道や上鼻道が閉塞した場合に副鼻腔の感染が硬膜に直接波及する場合もある。

3．頭蓋内合併症の種類

鼻性頭蓋内合併症[5]の種類としては，脳膿瘍，髄膜炎，硬膜下膿瘍，硬膜外膿瘍，静脈洞血栓症（海綿静脈洞血栓症，上矢状静脈洞血栓症），髄液漏などがある。

4．症状

鼻性頭蓋内合併症の症状は，非特異的症状，頭蓋外随伴症状，中枢神経系症状の三つに大きく分類される。非特異的症状は，感染による発熱，頭痛，副鼻腔炎症状である。頭蓋外随伴症状は，頭蓋内合併症を疑わせる症状であり，眼窩内感染による上眼瞼腫脹や眼窩蜂巣炎，前額部の腫脹や疼痛，圧痛，頭皮下膿瘍などである。中枢神経系症状としては，髄膜刺激症状としての頭痛，項部硬直，頭蓋内圧亢進症状としての瞳孔拡大，乳頭浮腫，球後部痛，悪心・嘔吐などがある。脳皮質障害による症状として，前頭葉の病変による精神症状（異常行動，性格変化，混乱，無気力化など）が重要である。遅発性の脳皮質障害として，運動障害，痙攣，脳神経麻痺，意識レベルの低下などが出現する。これらの症状が出現した場合，鼻・副鼻腔の疾患を有する場合には，鼻性頭蓋内合併症を疑い，診断に至る作業を迅速に進めることが肝要である[6〜9]。

5．診断

背景に副鼻腔の感染性炎症があることを念頭に入れたうえで，頭蓋内合併症の種々の症状がないかどうかを問診や診察でチェックする。診察での鼻内所見の把握，内視鏡的検査も重要であり，画像診断（副鼻腔単純X線撮影，CT scan，MRI検査）は病変の把握において必須である。髄膜炎においては，髄液検査，圧測定，細菌検査が必要である。硬膜下膿瘍や硬膜外膿瘍では診断的価値は低く，頭蓋内圧亢進時には脳ヘルニアを起こす危険性もあり，安易に施行すべきでない。

6．治療

6-1．抗菌薬の投与

感染を起こした原因菌が明らかでない時期には，好気性菌だけでなく嫌気性菌の感染も念頭に入れて，両方をカバーできる抗菌スペクトラムを有する抗菌薬を使用するか，2種類の抗菌薬を投与すべきである。さらに抗菌薬の選択において髄液移行のよいものを選択することが肝要である。真菌の感染が疑われる場合は，抗真菌薬の投与も必須である。

6-2. 外科的治療

　原因となっている副鼻腔病変に対してのドレナージ手術をできるだけ早期に実施する必要がある[6)～9)]。前頭洞や前篩骨蜂巣の病変では，視野の確保と確実な病変除去のために，外切開を用いた手術が望ましい。後篩骨蜂巣や蝶形骨洞の病変には，内視鏡を用いた鼻内手術により病巣の開放が必要である[10)]。頭蓋内病変に対しては，保存的治療で奏功しない場合は，膿瘍に対するドレナージ手術が施行されるが，手術時期の選択や術式の選択（開頭術，穿頭術）において，脳神経外科医との綿密な協議と協力体制が重要である。

7. 予後

　年代別に死亡率の統計を見ると，予後の改善は目覚しいが，近年においても10％程度の死亡率で推移している[2)11)]。さらに，重篤な後遺症を認める症例も少なくない。治療開始時期の意識レベルが，本疾患の予後を左右するという報告があり，早期診断，早期治療の重要性が強調される。

■参考文献■

1) Clayman GL, et al. Intracranial complications of paranasal sinusitis：A combined institutional review. Laryngoscope 1991；101：234-9.
2) Giannoni CM, et al. Intracranial complications of sinusitis. Laryngoscope 1997；107：863-7.
3) Montgomery WW, et al. Osteomyelitis of the frontal bone. Ann Otol Rhinol Laryngol 1989；98：848-53.
4) Remmler D, et al. Intracranial complications of the frontal sinusitis. Laryngoscope 1980；90：1814-24.
5) Singh B, et al. Sinogenic intracranial complications. J Laryngol Otol 1995；109：945-50.
6) 杉田久美子，他．鼻性頭蓋内合併症の3例．小児臨 1992；45：501-8.
7) 金澤丈治，他．慢性副鼻腔炎に合併した硬膜下膿瘍例．耳鼻臨床 1994；87：651-8.
8) 杉原功一，他．鼻性頭蓋内合併症例．耳鼻臨床 1996；89：833-8.
9) 佐藤慎太朗，他．鼻性頭蓋内合併症例．耳鼻臨床 1999；92：1087-95.
10) Papay FA, et al. Rigid endoscopic repair of paranasal sinus cerebrospinal fluid fistulas. Laryngoscope 1989；99：1195-201.
11) 小澤　仁，他．鼻性頭蓋内合併症．JOHNS 1998；4：1441-4.

Ⅲ 嗅覚障害

　嗅覚障害は，嗅覚減退，嗅覚脱失などにおいの量的な異常（嗅力障害）と異嗅症に代表される質的な異常（嗅感覚障害）に大別される。副鼻腔炎に伴う嗅覚障害は，一般的には嗅力障害である。

1. 慢性副鼻腔炎における嗅覚障害の種類と病態

　嗅覚障害をきたす疾患のうち，慢性副鼻腔炎の占める割合は最も多く，原因疾患の4割から5割くらいを占めるといわれている[1)2)]。嗅覚障害には，呼吸性（閉塞性）嗅覚障害と末梢神経性（嗅粘膜性，嗅神経性）嗅覚障害，混合性嗅覚障害，さらに中枢性嗅覚障害がある。慢性副鼻腔炎の場合は，

呼吸性嗅覚障害と末梢神経性（嗅粘膜性）嗅覚障害が合併した混合性嗅覚障害となる場合が多い。呼吸性嗅覚障害は，鼻腔病態によって鼻内気流が障害され，におい分子が嗅粘膜まで到達し得ない状態の障害であるが，慢性副鼻腔炎の場合は鼻粘膜の腫脹や鼻茸などによる，嗅裂部の狭窄や閉塞によって起こる。また慢性副鼻腔炎には，高度の鼻中隔弯曲症や鼻中隔結節など，鼻腔の形態異常を合併することも多い[3]ため，これらによっても鼻閉や鼻腔内の気流障害が起こり得る。末梢神経性嗅覚障害は，嗅細胞などから成る嗅上皮と嗅腺を有する粘膜上皮下組織とで構成される嗅粘膜の機能障害によって起こるが，慢性副鼻腔炎の場合，嗅上皮の炎症性変化や分泌過多が原因となる。炎症細胞によって障害された嗅細胞は再生するが，嗅細胞の再生の期間は呼吸上皮の再生の期間より長いため[4,5]，高度の副鼻腔炎では嗅上皮が呼吸線毛上皮で修復される。そのため，高度の炎症が長期間続くと嗅上皮の占める面積が減少して炎症が改善しても嗅覚障害が残存することがある。

また，炎症以外にも，治療として行った鼻・副鼻腔の手術後に嗅覚障害が生じることがある。これは手術器具やタンポンガーゼの充填，レーザーや電気メスなどによる嗅上皮の直接的・間接的損傷，手術操作による篩板の損傷，前・後篩骨動脈の血流障害による嗅上皮への血行障害などが原因となる。さらに粘膜の取りすぎによる萎縮性鼻炎の結果，鼻内の乾燥や痂皮の付着による呼吸性嗅覚障害，術後粘膜浮腫や鼻腔内形態変化による気流の変化なども要因となり得る。

2．慢性副鼻腔炎による嗅覚障害の治療

慢性副鼻腔炎による嗅覚障害の治療としては，保存的治療，手術的治療を症例に応じて行っていく必要がある。

2-1．保存的治療

2-1-a．全身薬物療法

慢性副鼻腔炎に対する治療としてのマクロライド療法は，嗅覚障害に対しても有効であり，3か月までは有効率の上昇が報告されている[6]。そのため，3か月を目安として投与することが望ましいが，3か月を過ぎても効果の得られない場合は手術療法を検討する必要があると思われる。

2-1-b．副腎皮質ステロイド点鼻療法

0.1％デキサメタゾンやベタメタゾンの点鼻は有効である[7]。呼吸性嗅覚障害や末梢神経性（嗅粘膜性）嗅覚障害に対して，またこれらが合併した混合性嗅覚障害にも有効性が確認されている。呼吸性嗅覚障害に対しては，鼻甲介の腫脹が改善し，鼻内の気流が改善することにより効果を示す。混合性嗅覚障害に対しては強力な消炎効果以外にも何らかの作用が奏功していると考えられているが，詳細は不明である。懸垂頭位による嗅上皮への点鼻が従来より行われていたが，最近，側臥位による点鼻の方法が報告されており，安楽で有効な方法であると思われる[8]。

2-2．手術的治療

慢性副鼻腔炎に対する保存的な治療で無効な症例，再燃を繰り返す症例は積極的に手術を行う必要がある[9]〜[11]。嗅覚障害の改善を目的とした手術としては，鼻中隔矯正術，鼻甲介切除術，内視鏡下副鼻腔手術，鼻茸切除術などがある。

鼻中隔矯正術では嗅裂を開存させるために特に後上方の弯曲を十分に矯正する必要がある。肥厚した下鼻甲介に対して下鼻甲介切除術を行い，鼻腔通気を改善する。

嗅覚障害症例に対する内視鏡下副鼻腔手術では，いかに嗅裂部，中鼻甲介，上鼻甲介の処理を行い，嗅裂部や上鼻道を開放し，鼻腔の通気性を改善させることがポイントとなる。すなわち，嗅覚改善のためには，中鼻道自然口ルートの開放のみならず，上鼻道を十分に開放させて上鼻道から後部篩骨洞に至るルートを開放することが重要である。

嗅裂部ポリープや鼻中隔粘膜の結節性肥大の処理にはマイクロデブリッダーの使用も有用である。その際，手術操作を鼻甲介側および鼻中隔側の両側の粘膜に行うことになるので術後に嗅裂部が癒着することがある。その予防対策として術後，嗅裂部にシリコン板を3〜4週間留置するとよい。

2-3. 術後療法

手術後は，残存した病的粘膜の炎症が消退するまでに1〜2か月を要する。鼻腔の通気性が改善することによって病的粘膜の正常化と上皮化が促進され，鼻閉，鼻漏，後鼻漏といった症状は徐々に改善する。しかしながら，嗅覚障害を伴う慢性副鼻腔炎症例の多くが呼吸性の要因に加えて嗅細胞の変性に起因する嗅上皮の要因を併せもつので，通常，術後の嗅覚の改善にはさらに時間を要する。術後創部が落ち着いても十分な嗅覚が得られない場合は，嗅上皮を含む嗅裂部粘膜の消炎を目的に副腎皮質ホルモン薬の点鼻療法を開始するが，その効果を得るためには十分な術後管理が必要である。

慢性副鼻腔炎の術後治療には，鼻腔内や洞内に貯留した分泌物や凝血塊の吸引あるいは洗浄，ネブライザー療法，薬物療法，修正処置・手術などがある。術後の処置や治療を怠ると，術創部は残存粘膜が浮腫性に腫脹し，またポリープの発生や病的肉芽の増生が生じやすい。嗅裂部は狭い部位であるので容易に術後に狭窄ないしは閉塞することがあるので注意する必要がある。内視鏡を用いて鼻腔内，嗅裂部を観察し，鼻内所見の変化に応じて対応することが重要である。マクロライド療法，副腎皮質ステロイド点鼻療法は，術前は効果がなかった症例においても嗅裂部が開放された術後はその有効性が高まり，嗅覚が改善する場合が少なくない。嗅裂部のポリープの再発や癒着をきたすような術後経過不良例に対しては，積極的に内視鏡下の修正処置・手術を行う。

■参考文献■

1) 大山　勝．嗅覚の病態．21世紀耳鼻咽喉科領域の臨床，感覚器，pp312-322, 2000.
2) 朝比奈紀彦，他．副鼻腔炎による嗅覚障害．JOHNS 2000；16(5)：785-91.
3) 古川　仭，他．嗅粘膜中枢性嗅覚障害．21世紀耳鼻咽喉科領域の臨床，感覚器，pp323-333, 2000.
4) Moulton DG. Dynamics of cell population in the olfactory epithelium. Ann New York Acad Sci 1974；237：52-61.
5) 木村恭之，他．抗BrdU抗体を用いたマウス嗅上皮のターンオーバーに関する免疫組織化学的研究．日耳鼻 1990；93：165-70.
6) 間島雄一，他．慢性副鼻腔炎に及ぼすクラリスロマイシン少量長期投与の効果．耳展1997；40(補2)：126-32.
7) 福島淑子．嗅覚障害の治療法—特に副腎皮質ホルモン点鼻療法に関する臨床的研究—．日耳鼻1978；81：36-44.

8) 宮崎純二,他.嗅覚障害患者に対する新しい効果的点鼻法.耳鼻臨床 2004;97(8):697-705.
9) 吉福孝介,他.嗅覚障害に対する内視鏡下鼻内副鼻腔手術の治療成績.日鼻誌 2002;41(2):156-61.
10) 鈴木惠美子,他.内視鏡下鼻副鼻腔手術における嗅覚予後因子.耳鼻臨床 2004;97(4):299-306.
11) 洲崎春海.慢性副鼻腔炎と嗅覚障害.JOHNS 2006;22(1):89-93.

第9章 ■解剖用語

副鼻腔	上顎洞	陥凹	涙囊前陥凹 口蓋陥凹 歯槽突起陥凹 頬骨陥凹 眼窩下陥凹
		篩骨上顎板	
	篩骨蜂巣	Haller上顎蜂巣 Onodi蜂巣（最後部篩骨蜂巣，蝶形篩骨蜂巣） 眼窩蜂巣（篩骨側窩） 側洞 中鼻甲介蜂巣 篩骨眼窩板（紙様板）	
	前頭洞		
	蝶形骨洞	視神経管隆起	
鼻腔	上鼻道		
	中鼻道	中鼻道自然口ルート 鈎状突起 篩骨胞 膜様部（鼻泉門） 篩骨漏斗 半月裂孔 上顎洞自然口 上顎洞副口 前頭陥凹 鼻前頭管	
	下鼻道	鼻涙管	
	蝶篩陥凹	蝶口蓋孔 蝶形骨洞口	
	嗅裂	嗅窩 篩骨頭蓋内壁 篩板	
	上鼻甲介 中鼻甲介 下鼻甲介 鼻堤 鼻中隔		
神経	眼窩下神経 眼窩上神経 前篩骨神経 後鼻神経		
血管	顎動脈 蝶口蓋動脈 前篩骨動脈 後篩骨動脈		
涙囊			
海綿静脈洞			
眼窩			

Ⅰ 副鼻腔 paranasal sinuses

1. 上顎洞 maxillary sinus

上顎骨は上顎体とこれから突出する4種類の突起（前頭突起，頬骨突起，口蓋突起，歯槽突起）で構成される。上顎洞は上顎体にある空洞で，先端を外上方すなわち頬骨突起のほうに向け，その底は鼻腔面に向く錐体形に近い。上顎洞は最も容積の大きい副鼻腔で日本人の平均容積は約14 mLである。

1-1. 陥凹 recess

上顎骨の4種類の突起は，上方に伸び鼻根外側部を形成し前頭骨に接する前頭突起，外方に伸びて頬骨につづく頬骨突起，水平に内方に伸び対側と合して硬口蓋をつくる口蓋突起とそこから堤防状に下方に伸びて歯をつける歯槽突起である。周囲の骨を気胞化して上顎洞は発育し，発育する方向によって以下の陥凹の名称がつけられている。

1-1-a. 涙嚢前陥凹 prelacrimal recess
上顎洞上壁骨内側の前頭突起内で涙骨前方に気胞化が進展した陥凹をいう。

1-1-b. 口蓋陥凹 palatine recess
上顎洞内側面では下1/3の部位から口蓋突起が水平に内側へ突出し，上面は鼻腔面となる。内縁は鋤骨が付着する鼻稜をつくり，前方では梨状口下縁で前鼻棘を形成する。上顎洞内側面の口蓋突起への気胞化を指す。

1-1-c. 歯槽突起陥凹 alveolar recess
歯槽突起は上顎体の下面につづいて下方に突出し，歯根を容れる歯槽弓を形成する。歯根を浮き立たせるような上顎洞下壁の同部位への気胞化を指す。第1大臼歯，第2小臼歯の付近で最も骨壁が薄い。

1-1-d. 頬骨陥凹 zygomatic recess
頬骨突起は上顎体の前外方に向かう三角柱状の突起で，頬骨と結合する。上顎洞の側面上方の同部位への気胞化を指す。

1-1-e. 眼窩下陥凹 infraorbital recess
上顎洞上壁骨内には眼窩下神経と眼窩下動脈が走行する眼窩下管が存在する。眼窩下管の内側および外側に生じた上顎洞上壁の気胞化を指す。

1-2. 篩骨上顎板 maxilloethmoidal plate

篩骨の外側下方にあり，上顎洞と篩骨蜂巣を隔てるように位置する骨隔壁で，経上顎洞的に後部篩骨蜂巣を開放する際に切除する。

2. 篩骨蜂巣 ethmoidal cells

鼻腔と眼窩との間で篩骨の内部にある。薄い骨質で隔てられる多くの小含気腔からなる。篩骨蜂

巣は2〜11個から成り，前部・後部に分けられる．前部は1〜6個から成り，3個の場合が最も多く，中鼻道に開口する．後部も1〜6個から成り，3個の場合が最も多く，上鼻道に開く．生後3〜6か月頃より発生する．篩骨蜂巣の粘膜には前・後篩骨神経が分布する．

2-1. Haller上顎蜂巣 Haller's cell

篩骨蜂巣が上顎洞の後上方に発育進入し，上顎洞と眼窩底の間に進展したもの．あたかも上顎洞が二分されたかの形態となる．その存在部位からostiomeatal complexに影響を与える因子とされている．出現率は約2％である．

2-2. Onodi蜂巣 Onodi's cell（最後部篩骨蜂巣，蝶形篩骨蜂巣 sphenoethmoidal cell）

蝶形骨洞と接する最後部の篩骨蜂巣を最後部篩骨蜂巣と呼ぶ．このなかで蝶形骨洞の上方に進入し，視神経管と接触する形態を示すものがあり，これを蝶形篩骨蜂巣と呼ぶ．出現頻度は13〜25％で，手術の際に蝶形骨洞を開放したと誤認するもとになる．Onodi蜂巣は元来最後部篩骨蜂巣と同義だが，近年は蝶形篩骨蜂巣を指す使われ方が多い．

2-3. 眼窩蜂巣（supra）orbital cell（篩骨側窩 lateral recess）

眼窩の上縁にそって延びた篩骨蜂巣．篩骨蜂巣の気胞化が強い場合，篩骨の範囲を超えて眼窩上方の前頭骨に向かって気胞化が起こり，蜂巣性のくぼみを形成したものである．前篩骨蜂巣由来と後篩骨蜂巣由来の両方の場合がある．

2-4. 側洞 lateral recess, sinus lateralis

第2基板（篩骨胞）と第3基板（中鼻甲介基板）の間の奥まったくぼみである篩骨胞陥凹から側上方に向かい篩骨天蓋に達する蜂巣を指す．前者と同じ英文表記であるが前者は日本の窪田，後者はStammbergerの命名である．両者は違う概念であり注意したい．

2-5. 鼻甲介蜂巣 concha bullosa

中・上鼻甲介の内部が気胞化し蜂巣となって肥大しているもので，中鼻甲介のものが多い．出現頻度は約15％である．ostiomeatal complexを狭くさせる原因となる．後部篩骨蜂巣に属し，上鼻道や中鼻道に開口する．

2-6. 篩骨眼窩板（紙様板）orbital plate of ethmoid

篩骨洞の外側，眼窩の内側を形成する，厚さが0.2〜0.4mmと極めて薄い骨板である．手術で篩骨蜂巣内の操作をする際に損傷されやすい．

3. 前頭洞 frontal sinus

眼窩上壁を底面とし，前頭骨の前頭鱗の骨板間に発達した副鼻腔．中隔で左右両側に分けられる．生後2〜3年に前頭骨内に発育が始まり成人になって完成する．排泄路の形態は前頭洞自身が

鼻腔に管をなさずに直接開口する前頭洞口と，前頭洞底部に篩骨蜂巣が存在するためにその間は管をなして（鼻前頭管）中鼻道の篩骨漏斗に開口するものとがあり後者が圧倒的に多い。鼻前頭管の開口は篩骨漏斗の場合が多いが，さまざまな形がある。前頭洞の粘膜には眼窩上神経が分布する。

4．蝶形骨洞 sphenoid sinus

鼻腔の後上方の蝶形骨体の中に存在する。上壁はトルコ鞍で側壁は篩骨蜂巣，下壁は上咽頭天蓋となる。大きさは個体差が顕著で，その排泄口は左右別々に鼻腔の後上隅の蝶篩陥凹の正中上端付近にあり蝶形骨洞口と呼ぶ。

4-1．視神経管隆起 optic prominence

後部篩骨蜂巣または蝶形骨洞の外側壁上部にしばしば認められる丘状または半管状の隆起で内部に視神経管を含む。

4-2．内頸動脈隆起 carotid elevation

内頸動脈は蝶形骨体の外側面を後下方から前上方にS字状に上行する。このため蝶形骨洞の気胞化が良好の場合は，洞の後外壁にしばしば内頸動脈の隆起を認めることがある。

II 鼻腔 nasal cavity

1．上鼻道 superior meatus

上鼻甲介の下にできた鼻腔側方部の横走する空隙，すなわち上鼻甲介と中鼻甲介との間の鼻道をいう。副鼻腔の換気排泄経路のひとつとして重要であり，後部篩骨蜂巣が開口する。

2．中鼻道 middle meatus

中鼻甲介の下にできた鼻腔側方部の横走する空隙，すなわち中鼻甲介と下鼻甲介との間の鼻道をいう。臨床上極めて重要な場所であり，鼻前頭管から前頭陥凹を介して前頭洞が，篩骨漏斗を介して前部篩骨蜂巣および上顎洞が，それぞれ中鼻道に開口する。

2-1．中鼻道自然口ルート ostiomeatal complex (OMC)

解剖学的部位を表す用語ではないが，前頭洞，前篩骨蜂巣，上顎洞の開口部と通路をひとつの機能単位として総称したもの。前頭洞口，鼻前頭管，篩骨漏斗，上顎洞自然口，半月裂孔，中鼻道を含んだ部位を示す。

2-2．鉤状突起 uncinate process

中鼻道の鼻腔側壁側の最初の隆起で，下鼻甲介と篩骨胞の間の膜様部にある半月状の独立した

骨。第1基板とも呼ばれ，上顎洞膜様部を二分する。

2-3．篩骨胞 ethmoidal bulla

中鼻道の鼻腔側壁側の2番目の隆起で，鈎状突起と中鼻甲介の間にある隆起した蜂巣。開口部は背面の側窩に存在する。第2基板とも呼ばれる。

2-4．膜様部（鼻泉門）membranous portion of medial wall of the maxillary sinus, fontanelle

上顎洞内側壁の一部。鼻腔内側に面する骨壁の一部が骨性欠損している部位を指す。鈎状突起後方付着部で前部と後部に分類される。別名鼻泉門と呼ばれる。

2-5．篩骨漏斗 infundibulum ethmoidale

中鼻道の前上方に位置し，鈎状突起と篩骨胞に囲まれた半月裂孔が数mmの深さに外方に入り込み形成された空間である。ここに鼻前頭管，上顎洞，前篩骨蜂巣が開口する。

2-6．半月裂孔 hiatus semilunaris

鈎状突起と篩骨胞の間の半月形の溝。この部分を平面的にみた場合が半月裂孔で，立体的にみたものが篩骨漏斗となる。

2-7．上顎洞自然口 natural ostium of the maxillary sinus

上顎骨内側面にある上顎洞の開口部で，篩骨漏斗の後端に存在する。閉塞すると，上顎洞炎，上顎洞膿貯留の原因となる。通常は後方に向かって開放しているため，鼻内から内視鏡では観察ができない。

2-8．上顎洞副口 accessory ostium of the maxillary sinus

膜様部に存在する上顎洞の開口部である。自然口が上顎洞の主開口であることに対して副口と呼ばれる。出現率は20～50％であるが，複数存在することもある。存在部位は膜様部後部が多い。鼻内から内視鏡で観察できることがある。

2-9．前頭陥凹 frontal recess

中鼻甲介弁蓋で覆われた中鼻道の上行枝の一部分で半月裂孔の前端より上方部分を指す。鼻前頭管を形成しない場合の前頭洞，および一部の篩骨蜂巣が開口する。

2-10．鼻前頭管 nasofrontal duct

前頭洞がその底部に篩骨蜂巣が存在するためにその間を通して篩骨漏斗などへ排泄するために形成された管。篩骨蜂巣の中を走行しているため直線的で単純な通路ではなく，はじめは下側方に向かい，上1/3の部から下後方に下降するものが大部分である。篩骨漏斗以外に，篩骨胞陥凹，篩骨蜂巣内などに開口する。

3．下鼻道 inferior meatus

下鼻甲介と鼻腔側壁（上顎洞内側壁）骨，硬口蓋で挟まれた空間で，その前上部に鼻涙管が開口する。側壁は上顎洞穿刺に用いられる。

3-1．鼻涙管 nasolacrimal duct

長さ約1.5cmの骨性の鼻涙管の中を涙嚢から鼻腔に向かって前内方に走行する。開口部は下鼻道の前上部，外鼻孔の3〜4cm後方にある。

4．蝶篩陥凹 sphenoethmoidal recess

鼻腔の後上部は篩骨洞の内側壁と蝶形骨体の前面で境されており，この部で最上鼻甲介の後上方，蝶形骨洞の前方で形成しているくぼみをいう。前方で鼻腔に下方で後鼻孔に通じる。蝶形骨洞が開口している。

4-1．蝶口蓋孔 sphenopalatine foramen

鼻腔外側壁の後部にある口蓋骨の垂直板の上端に存在する孔。上鼻道の後端で，蝶形骨と口蓋骨との間にあり，鼻腔と翼口蓋窩とを連絡する。鼻腔の後半部に分布する血管（蝶口蓋動脈）・神経（翼突管神経）の通路として重要である。

4-2．蝶形骨洞口（自然口）ostium of the sphenoid sinus

蝶形骨洞の前壁の中央またはその上方に存在する排泄孔で3×2mm位の卵円形をしている。蝶篩陥凹に開口する。

5．嗅裂 olfactory cleft

中鼻甲介，上鼻甲介とこれに対応する鼻中隔との間の間隙。総鼻道のうちで中鼻甲介下縁より上方の空間を示す。

5-1．嗅窩 olfactory recess

篩板の上面で嗅球を載せる。その側壁が篩骨頭蓋内壁となる。

5-2．篩骨頭蓋内壁 medial cranial wall of the ethmoid

篩骨の内上壁の薄い骨壁で，篩板の外縁で，前頭骨の篩骨小窩による篩骨天蓋の内方部分にあたる。壁が非常に薄い（平均0.15mm）ため，鼻・副鼻腔手術操作上最も注意しなければいけない箇所の一つである。この高さは前方から後方に向かうとともに減少する。

5-3．篩板 cribriform plate

　鼻腔の天蓋に存在し，中鼻甲介付着部の内側に位置する部分。篩骨洞天蓋に対してやや低い高さに位置する。篩板の幅は5mm程度，面積も1cm^{2}にすぎないが，上面には嗅球があり下面の嗅上皮からくる多数の嗅神経は40個ほどあるその小孔（篩板孔）を通過する。手術の際に髄液漏をきたしやすい危険部位である。

6．鼻甲介 nasal turbinate

6-1．上鼻甲介 superior turbinate

　篩骨より突出する鼻甲介のうち中鼻甲介の上方にある鼻甲介。単なる隆起にすぎないこともあり，また，その下縁が外側に巻くようになることもある。中鼻道と上鼻道を分ける。嗅上皮が豊富に分布する。これより上に最上鼻甲介が見られることもある。

6-2．中鼻甲介 middle turbinate

　篩骨より突出する鼻甲介のうち最も下方にある鼻甲介。鼻腔側壁の境界壁に付着する層板部分（第3基板）と下方に屈曲して中鼻道入口部内側壁を形成する部分からなる。蝶口蓋動静脈の枝，翼口蓋神経の枝が分布する。ときに内部に蜂巣を有する。

6-3．下鼻甲介 inferior turbinate

　鼻腔の外側壁から内腔に向かって突出する鼻甲介のうち，最も低い位置にあるもの。下鼻甲介骨とそれを囲む血管に富む厚い粘膜からなる。ヒト以外では上顎甲介がこれにあたり，篩骨甲介の前方に存在する。

7．鼻堤 agger nasi

　中鼻道前方を上方から境して中鼻甲介付着部の前端につづく低い隆起をいう。中・上鼻甲介の前方，鼻限の上方，しかも鼻骨の後方にある三角形の面である鼻房の上限でもある。

8．鼻中隔 nasal septum

　鼻腔天蓋と鼻腔底との間に存在し，両側の鼻腔を分ける。構成する構造は前方から大鼻翼軟骨内側脚，鼻中隔軟骨，篩骨鉛直板，鋤骨，蝶形骨吻である。鼻中隔は正中で曲がりのない状態でいることは少なく，顔面の構成骨の発育途上での相互のゆがみが原因でさまざまな形態に変形しており，鼻閉を呈する場合を鼻中隔弯曲症と呼ぶ。

Ⅲ 神経

1. 眼窩下神経　infraorbital nerve

　三叉神経第2枝（上顎神経）が正円孔を通り頭蓋腔より出て，翼口蓋窩で分枝したもの。下眼窩裂を経て眼窩内に入り，眼窩底の眼窩溝で中・上歯槽神経を出し，眼窩下管から眼窩下孔を経て顔面に出る。下眼瞼枝・外鼻枝・鼻翼枝・内鼻枝・上唇枝に分かれ，下眼瞼・鼻翼・鼻粘膜の前部・上口唇などに分布する。眼窩下神経は知覚線維である。

2. 眼窩上神経　supraorbital nerve

　三叉神経第1枝（眼神経）が上眼窩裂を通り眼窩内に入り，分枝し，前頭神経となり，眼窩上壁に沿って前進し，滑車上神経とともに分枝したもの。さらに外側枝・内側枝に分かれ，それぞれ眼窩上切痕・前頭切痕を通って前頭部に出て，前額部・上眼瞼の皮膚に分布する。知覚線維であり前額・上眼瞼の皮膚知覚を支配する。

3. 前篩骨神経　anterior ethmoidal nerve

　眼神経から前頭神経と涙腺神経をわかった鼻毛様体神経から出る枝の一つ。外鼻枝と内鼻枝とに分かれる。前者は鼻骨後面の篩骨溝を通り鼻骨と鼻軟骨との間で鼻背に出て分布し，後者は外側と内側の枝に分かれ鼻腔内に分布する。

4. 後鼻神経　posterior nasal nerve

　翼口蓋神経節から分枝し，蝶口蓋孔を通り鼻腔に分布する神経である。分泌腺や血管の周囲に分布する副交感神経，交感神経，また，知覚神経からなる。副交感神経は顔面神経から大錐体神経，翼突管神経を経て，交感神経は内頸動脈神経から深錐体神経，翼突管神経を経て，知覚神経は三叉神経第2枝である上顎神経から翼口蓋神経を経て翼口蓋神経節に到達，その後，後鼻神経となる。

Ⅳ 血管

1. 顎動脈　internal maxillary artery

　外頸動脈の終枝の一つである。下顎頸の後下側で外頸動脈より分枝する。脳硬膜，鼓室，咀嚼筋，顎骨，歯，歯肉，口蓋に分布する。また，同じく外頸動脈の枝である顔面動脈とともに，鼻腔・副鼻腔の大部分に分布する。

2．蝶口蓋動脈 sphenopalatine artery

顎動脈の終枝。翼口蓋窩から蝶口蓋孔を通り鼻腔後上部に出る。枝である外側後鼻動脈は鼻腔外側壁に，中隔後鼻動脈は鼻中隔後下部に分布する。キーセルバッハ部位を構成する動脈の一つである。

3．前篩骨動脈・後篩骨動脈 anterior and posterior ethmoidal artery

内頸動脈の枝である眼動脈より，眼窩内で分岐し，後篩骨動脈，前篩骨動脈の順に枝を出す。眼窩内側壁にある前・後篩骨孔を経て鼻・副鼻腔粘膜に分布する。鼻腔側壁，鼻中隔上部，前頭洞および篩骨蜂巣に分布する。

Ⅴ 涙嚢 lacrimal sac

内眼角の鼻側に存在する涙道の一部位である。涙液が上下眼瞼縁の内眼角よりにある涙小点から涙小管に入り，涙嚢を経て鼻涙管を通って下鼻道に流出する。

Ⅵ 海綿静脈洞 cavernous sinus

蝶形骨体上面の両側にあり，脳神経（Ⅱ〜Ⅵ），内頸動脈を内部に含んでいる静脈洞である。鼻腔，副鼻腔，眼窩など頭蓋外の静脈と頭蓋内の静脈洞との交通路である。

Ⅶ 眼窩 orbit

前頭骨，蝶形骨，上顎骨，頬骨，口蓋骨，涙骨，篩骨で構成される骨性空間で，内部に眼球，視神経，外眼筋，涙腺，血管，神経，脂肪組織などを含む。眼窩の60％は副鼻腔に取り囲まれる。

眼窩上縁は前頭骨前頭鱗で形成され，その内側半分に2個の孔または切痕があり，その内側のものを前頭孔（前頭切痕），外側のものを眼窩上孔（眼窩上切痕）という。眼窩下縁は上顎骨体および頬骨からなり，その下方に眼窩下孔が開口する。眼窩外側縁は頬骨に属する。眼窩内側縁には涙骨の後涙嚢稜と上顎骨前頭突起の前涙嚢稜があり，その間に涙嚢窩がある。

眼窩壁は骨膜で覆われ，上・下・内側・外側の4壁を有する。眼窩上壁は主として前頭骨眼窩面で作られ，後端の一部は蝶形骨小翼腹側面よりなる。小翼内には視神経管がある。眼窩下壁は主として上顎骨眼窩面よりなり，外側の一部が頬骨眼窩面，後方の小部分が口蓋骨眼窩突起により形成される。下壁の中部には後方から前方へ眼窩下溝，その延長部である眼窩下管が走り，これが上顎骨の前面の眼窩下孔に開口する。眼窩内側壁は主として篩骨眼窩板により形成され，残りの部分の前部は上顎骨前頭突起および涙骨，後部は蝶形骨体側面最前部によって形成される。篩骨眼窩板上縁と前頭骨眼窩部との間には，前篩骨孔，後篩骨孔があり，前者は鼻腔に，後者は篩骨蜂巣に通じる。また内側壁の前部にある涙嚢窩は，上顎骨の前涙嚢稜と涙骨の後涙嚢稜との間にあり，下方に

向かって鼻涙管となり下鼻道に通じる。眼窩外側壁は前1/3は頬骨眼窩面からなり，眼窩と側頭窩が隔てられる。後2/3は蝶形骨大翼眼窩面からなり，これで眼窩は中頭蓋窩の側頭葉から隔てられる。外壁と上壁，下壁は前方では続いているが，後方ではそれぞれ上眼窩裂，下眼窩裂と呼ばれる間隙によって離れている。

索引

和文

あ

アスピリン喘息　20
アレルギー要因　18
遺伝的要因　19
ウイルス検査　31
炎症性浮腫　67

か

画像検査　23, 24, 40
回転式パノラマ撮影検査　26
海綿静脈洞血栓症　67, 70
乾酪性副鼻腔炎　17
感染的要因　17
漢方薬　53
眼窩内合併症　66
眼窩膿瘍　67
気道疾患治療薬　51
気道粘液調整薬　51
気道粘液溶解薬　51
起炎菌　30
基準嗅力検査　34
急性副鼻腔炎　28
嗅覚検査　34
嗅覚障害　71
局所解剖学的要因　18
局所療法　44
原発性線毛運動不全症　20
呼吸性（閉塞性）嗅覚障害　71
好酸球性副鼻腔炎　20
抗アレルギー薬　52
抗菌薬　45
後頭オトガイ撮影法　24
後頭前頭撮影法　24
後鼻鏡検査　23
航空性副鼻腔炎　12
硬膜下膿瘍　70
硬膜外膿瘍　70
骨膜下膿瘍　67
混合性嗅覚障害　71

さ

サッカリンテスト　35
細菌検査　27, 38, 41
細胞診　38
歯性上顎洞炎　38
手術療法　44
術後療法　73
処置　44
消炎酵素薬　52
上顎洞根本手術　60
上顎洞性後鼻孔鼻茸　64
上顎洞穿刺　43, 56
上顎洞洗浄　56
上顎洞穿刺検査　41
上矢状静脈洞血栓症　70
静脈性嗅覚検査　35
静脈洞血栓症　70
新生児・乳幼児上顎骨骨髄炎　39
スティック型嗅覚検査　35
頭蓋内合併症　69
髄液漏　70
髄膜炎　70
生活環境的要因　19
線毛運動の検査　36
前鼻鏡検査　23

た

単純X線撮影検査　24
中枢性嗅覚障害　71
中鼻道自然口ルート　18

な

ナビゲーション装置　59

内視鏡下副鼻腔手術　58
内視鏡検査　23, 40
ネブライザー療法　56
粘液線毛機能検査　35
粘液嚢胞　68
粘膜防御機能　18
脳膿瘍　70
膿嚢胞　68
嚢胞性線維症　19, 21

は

破壊型副鼻腔真菌症　68
鼻茸　61
鼻茸の病期分類　62
鼻茸の分類　62
びまん性汎細気管支炎　19
鼻外篩骨洞手術　60
鼻外前頭洞手術　60
鼻鏡検査　23, 40
鼻腔通気度検査　33
鼻汁塗抹検査　33
鼻処置　43, 56
鼻副鼻腔炎　11
副腎皮質ステロイド点鼻療法　72
副腎皮質ステロイド薬　52
副鼻腔炎　11
副鼻腔炎治療用カテーテル
　（YAMIK）洗浄管　44
副鼻腔気管支症候群　20
副鼻腔骨リモデリング　18
副鼻腔根本手術　60
副鼻腔自然口開大処置　43, 56
副鼻腔真菌症　17
副鼻腔洗浄　43
副鼻腔嚢胞　68
噴射式基準嗅力検査　34
蜂巣炎　67

ま

マイクロデブリッダー　59
マクロライド療法　49
末梢神経性（嗅粘膜性，嗅神経性）
　嗅覚障害　71
慢性副鼻腔炎　28
問診　23

や

薬剤感受性　30
薬物療法　43

ら

臨床スコアリング　23
レーザー　59

欧文

acute/fluminant (invasive)　17
allergic fungal sinusitis　17
Caldwell 法　24
chronic/indolent (invasive)　17
CT 検査　26
cystic fibrosis　19
endoscopic sinus surgery　58
ESS　58
HLA-B54　19
immotile cilia syndrome　20
invasive aspergillosis　17
Kartagener 症候群　20
Lund-Mackay system　26
Manasse の分類　20
MRI 検査　27
mucocele　68
mycetoma　17
non-invasive aspergillosis　17
primary ciliary dyskinesia　20
pyocele　68
rhinosinusitis　11
sinusitis　11
Waters 法　24

副鼻腔炎診療の手引き　　　定価（本体2,600円＋税）

2007年9月1日	第1版 第1刷発行
2009年6月20日	第2刷発行
2011年11月25日	第3刷発行
2013年8月28日	第4刷発行
2016年3月30日	第5刷発行

編　集　日本鼻科学会

発行者　福 村 直 樹

発行所　金原出版株式会社
〒113-8687　東京都文京区湯島2-31-14
電話　編集 ——————————— (03)3811-7162
　　　営業 ——————————— (03)3811-7184
FAX ——————————————— (03)3813-0288
振替口座 ——————————— 00120-4-151494
http://www.kanehara-shuppan.co.jp/

©2007
検印省略
Printed in Japan

印刷・製本／(株)真興社

ISBN978-4-307-37087-5

JCOPY　＜(社)出版者著作権管理機構 委託出版物＞
本書の無断複製は著作権法上での例外を除き禁じられています。複製される場合は、そのつど事前に、(社)出版者著作権管理機構（電話 03-3513-6969、FAX 03-3513-6979、e-mail：info@jcopy.or.jp）の許諾を得てください。

小社は捺印または貼付紙をもって定価を変更致しません。
乱丁，落丁のものはお買上げ書店または小社にてお取り替え致します。

遺伝性難聴の遺伝子診断と治療を詳説する初めての手引き書！

遺伝性難聴の診療の手引き
2016年版

一般社団法人 日本聴覚医学会 編

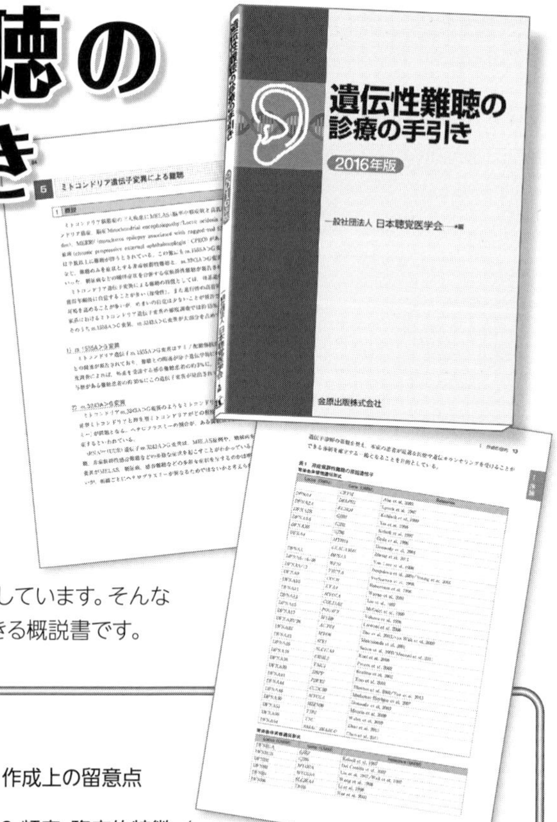

遺伝性難聴の診療に関わる基礎的・臨床的事項を詳説。近年、遺伝学的検査の発達に伴い、難聴の原因遺伝子が多数発見されています。また、遺伝性難聴の遺伝学的検査は保険診療で行えることから、新生児聴覚スクリーニングと併用して、患者の発見が容易になってきています。そのため、遺伝性難聴の診療は耳鼻咽喉科・小児科医にとって、重要性を増しています。そんな状況にある遺伝性難聴の診療を、トータルに理解できる概説書です。

主な内容

I 序論
1 作成の目的／2 作成方法／
3 エビデンスレベル, 推奨グレード／4 作成上の留意点

II 総論
1 対象疾患／2 疾患概要, 診断基準／3 頻度, 臨床的特徴／
4 タイプ分類・重症度分類／5 診断・治療方針／6 専門家による支援

III 各論
1 GJB2遺伝子変異による難聴
2 SLC26A4遺伝子変異による難聴
3 CDH23遺伝子変異による難聴
4 OTOF遺伝子変異による難聴
5 ミトコンドリア遺伝子変異による難聴
6 KCNQ4遺伝子変異による難聴
7 TECTA遺伝子変異による難聴
8 WFS1遺伝子変異による難聴
9 COCH遺伝子変異による難聴
10 MYO7A遺伝子変異による難聴
11 CRYM遺伝子変異による難聴
12 ACTG1遺伝子変異による難聴
13 TMPRSS3遺伝子変異による難聴
14 症候群性の難聴を伴う疾患
　14-1 Usher症候群
　14-2 Alport症候群
　14-3 EYA1遺伝子変異による難聴
　　　　（BOR症候群）
　14-4 NOG遺伝子変異による難聴
　14-5 van der Hoeve症候群
　14-6 Waardenburg 症候群
　14-7 Treacher Collins症候群
15 システマティックレビュー・サマリー

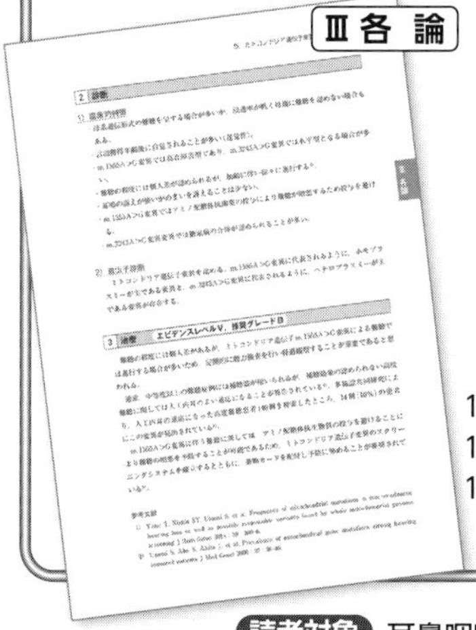

読者対象 耳鼻咽喉科医、小児科医、臨床遺伝専門医、言語聴覚士、遺伝カウンセラー

◆B5判　152頁　原色9図　　◆定価（本体2,800円＋税）　ISBN978-4-307-37113-1　2016・1

金原出版　〒113-8687 東京都文京区湯島2-31-14　TEL03-3811-7184（営業部直通）FAX03-3813-0288
本の詳細、ご注文等はこちらから　http://www.kanehara-shuppan.co.jp/